貝谷久宣×熊野宏昭×玄侑宗久
KAIYA Hisanobu
KUMANO Hiroaki
GENYU Sokyu

マインドフルネス・レクチャー

Mindfulness Lecture

禅と臨床科学を通して考える

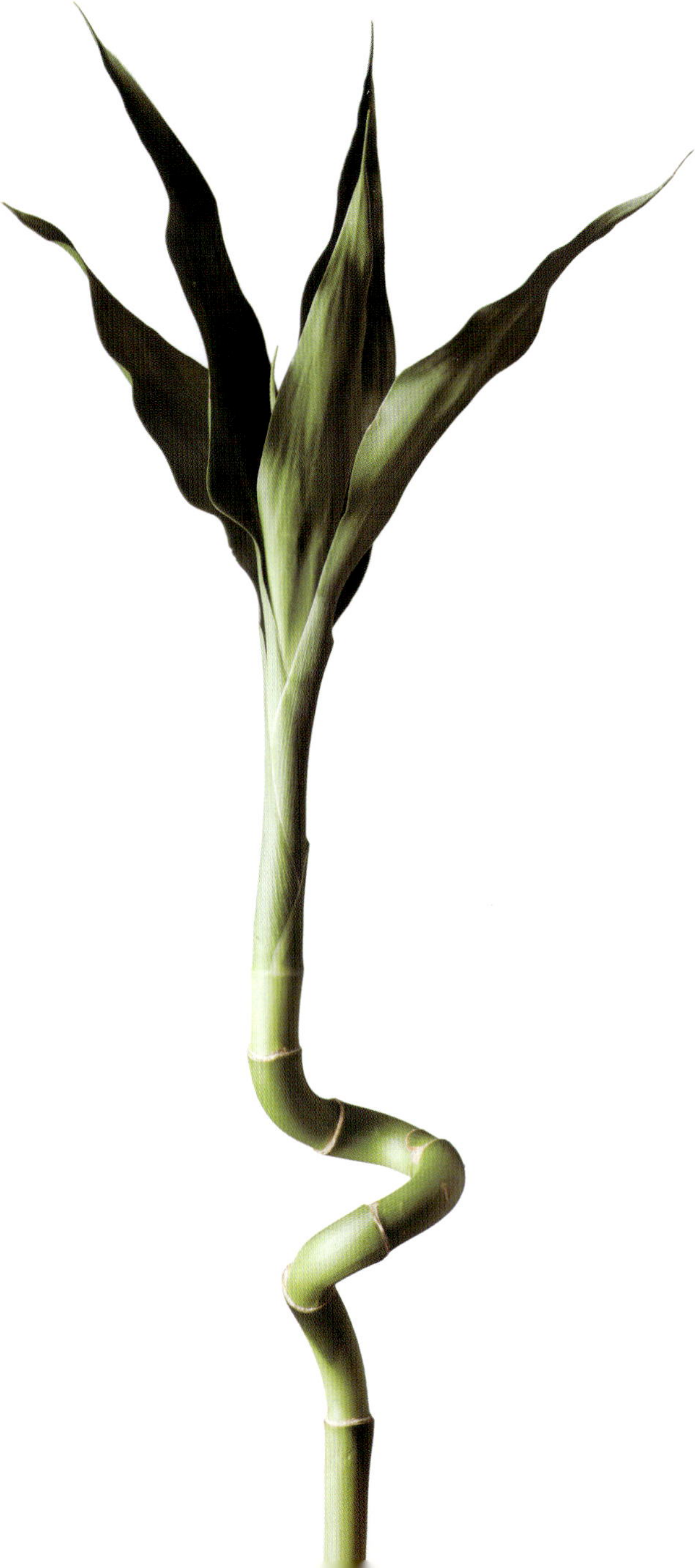

金剛出版

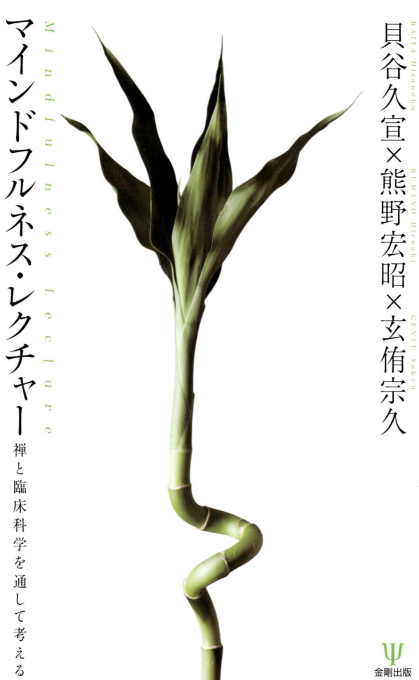

まえがき

　年間数冊の仏教書を執筆されている知人の老師が「完成した執筆原稿が陽の目を見なくなってしまった……」と数年前漏らされたことがあった。仏教ブームに終焉が訪れたかのような言葉であった。しかし、日本人の心から仏教が忘れ去られることはないだろう。多分、その頃から仏教は形を変えて世の中に出現し始めているのではなかろうか。それがマインドフルネスだと考えられる。米国で仏教を信奉する人が少しずつ増加している（二〇〇四年：一五〇万人、二〇〇九年：五〇〇万人）［*］のはそれなりの理由がある。それは先進国ではコンピューターを中心とする科学万能の世界になってきたことが大きな理由であろう。仏教の基本概念「実体はない」は、現在の科学、とりわけ量子物理学に矛盾しない。科学的うらづけのない一神教が知識階級に避けられ始めたのではないだろうか。

マインドフルネスは仏教を根本理念として宗教色が脱色されて、人間のよりよい健康な生活に寄与するものとして提供された。当初は医学から見放されている病気や再発しやすい不安・抑うつ疾患に対する療法として出現した。二〇一二年五月に開催された米国精神医学会ではマインドフルネスに対する見解が示された。それによると、「患者のセルフ—ケアーモデルとして取り上げられるとよい。抗うつ薬維持療法をしたくない人、できない人の代替医療として有用である。脳画像研究では辺縁系への作用が証明され、長期的情動安定に効果がある。心身相関に関与する所見、ミトコンドリアの活性、免疫力上昇が証明された」というものであった。米国では医療のみならず、時とともに、健康増進、作業能力向上、徳育といった観点からも多くの分野でマインドフルネスが利用され始めている。

一方、本邦ではマインドフルネスの普及はかなり遅れて始まった。二〇一二年マインドフルネス・ストレス軽減法（ＭＢＳＲ）の創始者であるジョン・カバットジン博士が来日しマインドフルネス・フォーラムが開催され、日本におけるマインドフルネスの普及を大きく推し進めるきっかけとなった。

この本はこのような情勢の中で、マインドフルネスの臨床応用、脳科学的な理解、従来の仏教との関係についてそれぞれの演者が講演した記録である。また、最後に瞑想と関係が深い「呼吸」についての随筆も添えた。

この書で、マインドフルネスが多くの人に理解され、さらに、人生を楽しく有意義にするツールとして利用されることを期待する。

この本は特定非営利活動法人　不安・抑うつ臨床研究会が開催する不安の医学第二十四回都民講演会の講演録に呼吸についての随筆を補稿した。

平成二十九年丁酉　師走　吉日

貝谷久宣

滝廉太郎の旧居跡近傍の寓居にて

＊——Electa Draper: Buddhism strengthens ties to church. The Denver Post, August 9, 2009.

目次

マインドフルネスの臨床

特に不安障害、気分障害患者を中心に

貝谷久宣

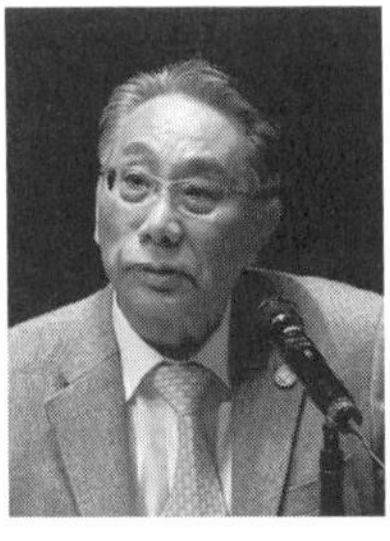

私的マインドフルネスへの道

私がなぜマインドフルネスにとっついたかという話から始めないといけないかと思います。私は大学を卒業して、医学部の受験の前に、激しい死恐怖症になりました。もう受験勉強どころではなくなって。死ぬ瞬間を、思い出すと怖くて怖くてたまらない。もう大声で叫びたいというような状況になりました。

このような人は、今も私のクリニックに年に一人ぐらいは来ます。もっとひどく、死が怖くて物を壊したり何かする人もいます。私はこのときに「もう絶対俺は出家するぞ」と思っていました。

しかし、なんとなく大学受験の直前になると、もう受験のほうに頭がいっぱいで、死の恐怖症は抜けていきました。たぶんこの恐怖症は、大学受験という不安のかわりに、その恐怖が出てきたのだろうというふうに私は思っております。それ以来、大学受験をしたら、あとは医者になるのだといったことで、そのことは全く忘れてしまって、それからずっと人生を送ってきました。

ただ、高校時代から剣道をやっていまして。剣の道ということは、剣道の最初と最後は、一応、黙想というのをするのです。坐禅の真似事みたいなことを。したがって、そのようなことに関しては、非常に興味を持っているというか、親和性があったわけです。

ちょうど二〇〇三年。これは私の還暦の年です。還暦の年に玄侑宗久和尚の『禅的生活』という筑摩書房から刊行された薄い本に出会いました。これは、非常に何度読んでも「いい本だな」と今でも思うのですが。この中に「『お悟り』も脳の働き?」という箇所がございまして。「ん？　なんだ。俺、精神科の医者のくせに、こういうこと知らなかったよな。坊さんがこんなことを知ってるのは、けしからんな」と一瞬思ったわけですけれども、もう読み惚れました。

そのときに私が思ったのは、もっと今の科学の力で、こういう状態になることはできないのだろうかと。僕が最近聞いたある研究では、それに近づいていると思います。脳の操作ということが、いろいろな形でやられようとしております。ＡＴＲの研究所などでも、ｆＭＲＩを使ってそれに近いことが始められています（ニューロフィードバック療法）。したがって、それに近い状態に五〇年か一〇〇年先にはなるのでしょうけれども、やはり厳しい修行をして、坐禅をして、ということが本来的であろうと思って、それから坐禅を一人で勝手に、最初のうちは始めておりました。

これ以前、もちろん玄侑宗久和尚の最初の芥川賞を受賞した作品も、『文藝春秋』で私は読んでおりまして。非常に縁の深いお坊様に今日は来ていただいて、本当にうれしく思っている次第でございます。

「お悟り」も脳の働き？

この「『お悟り』も脳の働き？」というのを一口で言いますと、非常に修行を積んだ人が瞑想をするのです。瞑想する前に静脈にカニューレを入れて、そして、いつでも造影剤がぱっと入るようにした状態で瞑想をする。そして、そのある境地に達したときに持っている糸をきゅっと引くと、向こうでその瞬間に、造影剤を注入する。そうしたら、その素晴らしい至高体験の状態が、あとから写真を撮っても、きちんとわかるのです（『脳はいかに〈神〉を見るか』ＰＨＰ研究所）。そういう技術が、もう今から十何年前からあります。

どういう状態になるかといいますと、要するに我々は、「今、僕は、どこで、誰と、何をしゃべっている」という見当識ですね。後頭葉から前頭葉のあたりが働いて、自分の状況をきちんと確認している。そういう部分の機能がすとんと落ちて、人間で一番最高の部分（前頭前野）の機能が、ぶわーんと上がった状態なのです。これはもう、簡単にはいかない状態。そういう状態が悟りという状態だということを、あとからこの本を買って、さらに勉強して知りました。

私は脳科学者の端くれでもあります。もともと脳みそを刻む、そして顕微鏡で見ることが、私の最初の仕事——神経病理学——です。そこから精神科医を始めたわけですので、やはり脳をしっかり見ながらというふうに思っております。

このあと、実は「瞑想の脳画像に関する」論文がたくさんあるなということがわかって、熊野先生とお話しをして、ある一冊の本をつくったわけです。もちろん熊野先生は、それ以前から瞑想をされていて、瞑想の名手だったのですが、熊野先生は、それ以来、さらにこの話をきっかけに脳研究に入られて、現在に至っておられるわけですね。

坐禅から始める

そういうことがございまして、私はその三年後に、道楽もいいところですね。鎌倉山という風光明媚なところの古い家を一つ買って、普通の和座敷で診療を始めたわけです。今もまだやっていますよ。ほとんど誰も来てくれませんけれどもね。それは鎌倉山クリニック安心堂《あんじんどう》です。

このクリニックではお話しをして、そのあとお残りになる方は一緒に坐りましょうと。今まで何人か、ここにおみえになっております。会社の社長さん、対人恐怖の若い人など、いろいろな方がおみえになっておりますす。ここでは、したがって全く坐禅です。マインドフルネスではなくて、坐禅でやっていました。ただ、私の坐禅は全然まだまだ未熟でございまして、一緒にやりましょうと。ご指導ではなくて、一緒に坐りましょうという気持ちでやっておりました。

それから、こんないい加減な坐禅ではいけないということで、二〇一二年には、私どもは、信州の蓼科という場所にセミナーハウスがあるものですから、茅野市に古い曹洞宗のお寺頼岳寺がありまして、そのお寺の老師に入門しました。それ以来、毎月一日から五日は、朝五時から摂心ということで今もかよっております。

カバットジン先生との出会い

その年の十一月に、カバットジンが二回目の来日をしたわけです。これは早稲田の先生方が大変お世話されて、「マインドフルネスフォーラム二〇一二」というのを十一月十三日から始めたわけです。

そのときに、最後の夜の懇親会で、カバットジンに私は酔っ払って「あなたのマインドフルネスのプリンシプルはなんですか」と片言英語で聞いたら、彼は即座に「ドーゲンゼン（道元禅）」と一口で答えました。マインドフルネスには臨済禅も、それから原始仏教の上座部仏教の瞑想も、いろいろと含めているのだろうと思いますが、そういうようなことを言っておりました。

カバットジンは医療に応用したわけですけれども。実はフーゴ・ラッサール、日本名は愛宮真備《えのみやまきび》さんという方が『Zen-Weg zur Erleuchtung』という本を書いているのです。この人は上智大学に牧師としておみえになって、臨済禅を極められたのです。臨済禅を極められて、「こんないいことを、なぜ日本の医者は使わないのか」ということを、その著書の中で書かれているのです。ちょうどそれが訳されてから、今年で五十年ですよ。五十年たって逆輸入されてきたわけですね。ただ、日本の一部の精神科医も禅に大変興味を持って、すでに治療に応用してきているという経過もあるわけですが。

語弊がありますが、医者だけではなくて、お坊さんも、やはりそういう点では少し怠けていたと言えますね。こんないいものを独り占めしていたのは、やはりおかしかったのではないかという気がいたします。

マインドフルネスによる治療

さて、カバットジンは、今から約三十年前に『フル・カタストロフィ・リビング』という本を書きました。カタストロフィというのは、めちゃめちゃの状態ですが、その状態をどう生きるかという本を書いたわけです。そのときの本は、今も全くそのまま使用できる、全く古くて新しい内容ですが、彼は医学に応用したわけです。特に、いろいろな人からお話を聞くと、彼はあっちこっちでよくならなかった患者さんを一生懸命集めて、そしてマサチューセッツ大学の心理学科で、マインドフルネスによる治療を始めたということなのですね。

彼は一九九二年に『The American Journal of Psychiatry』という雑誌、精神医学では世界で一番価値の高い雑誌の一つですが、これに、この八週間のマインドフルネス・ストレス緩和療法によって、二十二人の患者さんの治療をしたことを論文として出しております。

当時の論文は、今の医学論文とは比較にならないほどプリミティブなのですが、治療前とあとで不安とうつの尺度で得点が減って、三カ月たっても減っており、不安もうつも減っているとなっています。これは主に不安症です。不安症で抑うつのある人も入っていたわけです。そういう論文が一九九二年に出ております。その後さらに続けて同じ系列の論文を書いておりまして、これは三年後も二十二名中十八名は追跡できて、病気が悪くなっている人は一人もいなかったと。大体、不安の病気というのは非常に再発しやすいのです。大部分の人は、きちんとマインドフルネスを続けていたという追加論文を発表しております。

さて、それ以後、この医学の世界でマインドフルネスに関係する論文は、うなぎのぼりに上がっています。二〇一五年、これは三年ごとにとっておりますが、今年の二月までの二年十カ月間で、一、七四三論文が出版されています。うなぎのぼりで、どんどんどんマインドフルネスに関する医学論文は上昇しているわけです。この『PubMed』というのは、アメリカのＮＩＨ（国立衛生研究所）がつくっている、膨大な論文のデータベースです。そういうことで今、マインドフルネスは医学の中でも非常に重要な位置を占めてきているわけでございます（図１）。

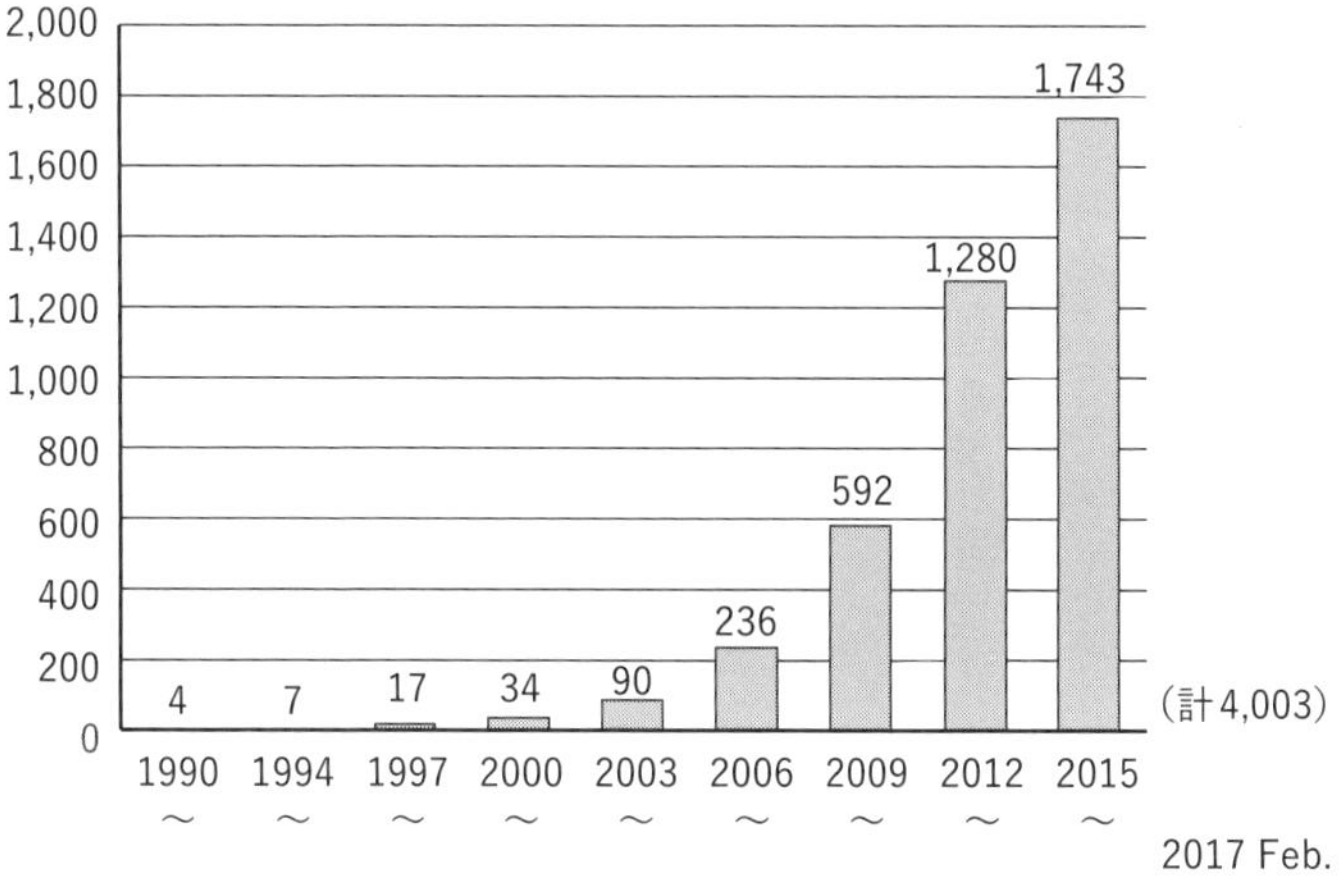

図1 "Mindfulness"関連の論文数
(PubMed 1990＝2017の3年ごとの推移)

今、この瞬間を感じ取る

マインドフルネスとは、カバットジンの定義では「瞬間瞬間に立ち現れてくる体験に対して、今の瞬間に、判断をしないで意図的に注意を払うことによって実現される気づき」ということです。学者が言う定義というのはややこしいですね（図2）。

したがってマインドフルネスというのは、今、この瞬間だけを考えるのではなくて、感じ取るんです。これは昨日もシェアリングで話題になったのですが、僕は藤田一照さんから聞いたのですけれども「Don't think, feel! feel! feel!」ということをやる。これはブルース・リーの言っていたことらしいですけれども。今を考えるのではなく今この瞬間の感じ。この瞬間のフィーリングを感じとるのですよね。

人は一日に十八万七千もの思いを抱くといわれています。その九八%は、過去の記憶の再生。コンピュータの言葉ではワームといわれます。聞くもの、見えるもの、思うことのほとんどが、過去に覚えた意味づけや

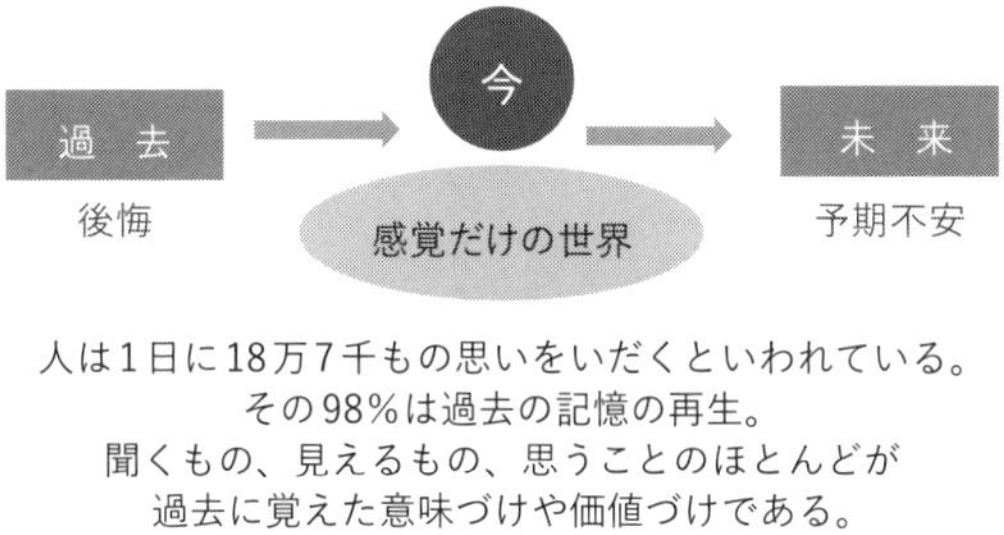
今
過 去
後悔
感覚だけの世界
未 来
予期不安
人は1日に18万7千もの思いをいだくといわれている。
その98%は過去の記憶の再生。
聞くもの、見えるもの、思うことのほとんどが
過去に覚えた意味づけや価値づけである。

図2　マインドフルネスとは……?

価値づけであると。

そして、私は昔のことを考えても、楽しいことしかあまり考えないですが。大半の人、特に私の前にお越しになる患者さんたちは、いいことは考えない。後悔や、「あのとき、ああしておけばよかった」「あの人、あのとき僕のことをあんなふうに怒ってるんじゃないだろうか」など。悪いことを考えるし、将来に向かっては不安。「このままの生活をしていたら、きちんとできるのかしら」というような、不安と後悔の坩堝の中に入ってしまうことが多いわけですね。

では、今この時だけの状態、今のこの状態だけを感じとっておれば、何も問題ない。これは禅では前後際断といい、「過去」「今」「未来」が続いているのではなく、独立した今を重視した言葉です。

マインドフルネスと仏教思想

さて、そのマインドフルネスのもとには仏教の思想があります。したがってカバットジンは仏教をもとにしてマインドフルネスを始めたのだと、はっきり言っております。仏教というのは、私自身あまり宗教として捉えていないわけです。心の科学、精神の科学、サイエンスとして捉えます。それは、いかにしたら苦痛の少ない、苦労の少ない人生を送るか、送られるか、というための一つの理論で、その理論にしたがっていけば、苦労が比較的少なく生きることができるということです（図３）。

図の中の「無自生」ですが、絶対的な存在はないということです。そして、「無常」です。常にものは変化している。皆さんの体も今、一時一時血液が流れ、変化し、老化に向かっている。したがって絶対的存在はないけれど、あるものはお互いの関係性（縁起）だけです。今日は皆さん、ここに一緒に集まって、一緒にマインドフルネスについて語り合うというご縁です。ご縁だけです。これは、実は現在の素粒子理論からも肯定されることなのです。

この「一如」、万物同根という、もうすべてつながって、もとはみんな一つだよということ。この考え方をもとにして、マインドフルネスはあると、私は思っています。したがってカバットジンは、この瞑想中にい

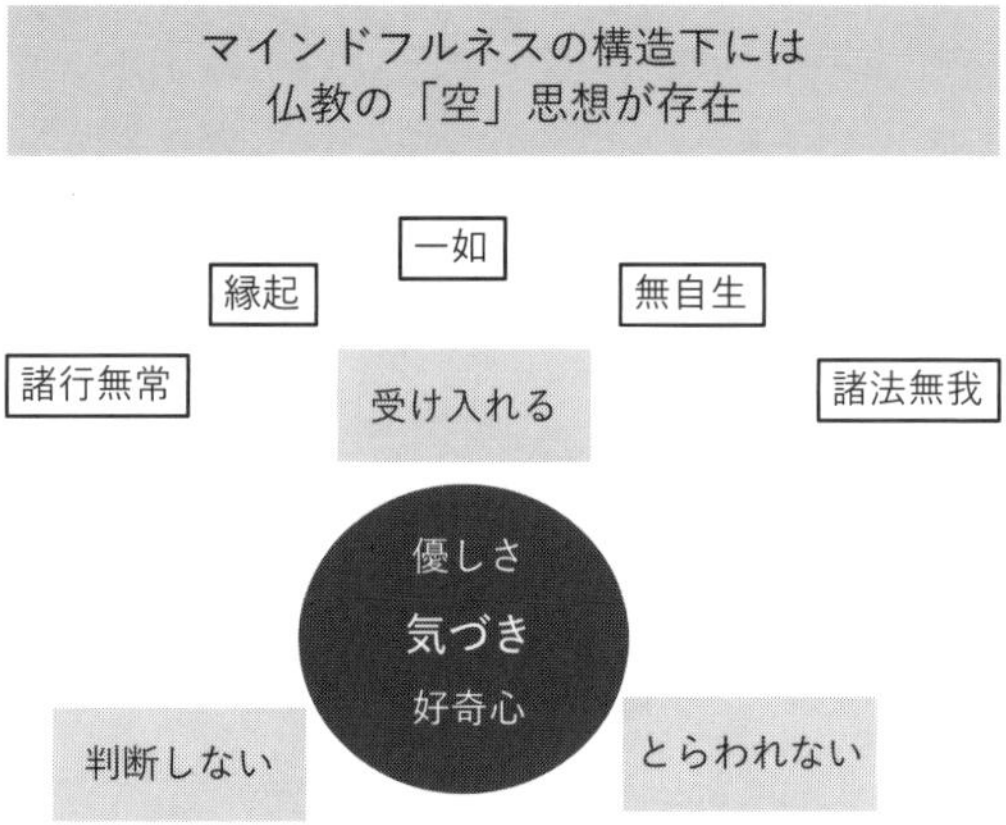

図3　マインドフルネスと仏教思想

ろいろなこと、体の状態、自分の感情状態、自分の考えに気づきます。その気づき方に対して、優しい気持ちで気づこう、そして、次はどんなことが起こるのかなという好奇心を持って気づこう、そして、それに対して、どんなことでも受け入れる。物事は、常に無常であるから受容しましょうということです。「今は悪くても、いいこともあるよ」というのは無常ですよね。判断しない。好き嫌いなしと。そして、囚われない。こだわらない。したがって、ある考えが出てきても囚われない。「ああ、出たな」でおしまい、というのがマインドフルネス瞑想ですね。

マインドネスをためしてみる

では今からマインドネス瞑想を実習してみましょう！

坐禅では調身、調息、調心といいますので、まず、姿勢を正します。腰掛に浅く座り、ひざは九十度に曲げ、股は広げず、すぼめず、足の裏がペタンと床全体に接するようにします。頭頂部で天井を突くような感じで背筋をスーッと伸ばします。顎が上がらないように顔が床と直角になった位置を取ります。耳と肩、鼻と臍が一直線になるように心がけてください。肩の力を抜き、力が入っているのは背骨を支える筋肉だけです。右手の掌に左手を乗せ、第二関節が重なるようにします。両方の親指が軽く接するようにします。これを法界定印《ほっかいじょういん》といいます。手の位置は親指が臍よりやや下に来るようにしてください。口は軽く閉じ、舌先を上あごの歯の付け根につけてください。顔はまっすぐに前を向いて、眼は閉じないで半眼にし、視線だけを約一メートル半先に落としましょう。上半身を左右、前後に振り子のように三回振り、体の重心を決めます。姿勢が整ったところで、口もひらいて大きく息を数回してください。そして鼻からの呼吸に戻します。さあ、瞑想の開始です。注意を呼吸に向けてください。鼻から空気が入ってくる、空気が出ていくと。呼吸数を数えてもよいです。おなかが膨らむ、へっこむ感じに注意を集中してもよいです。雑念が浮かんだら、そのストーリーの中に入り込まないでまた呼吸に注意を戻しましょう。鐘三つで始まりです。三分間たったら鐘一つが鳴り終了です。

《約三分半の瞑想》

ご苦労様でございました。明かりをお願いします。皆さん、いかがでしょうか。いろいろな考えがいっぱい出てきた人もいるし、じっと集中できた人もいるし。いろいろの方が、ここにはおみえだと思います。

瞑想とは脳トレである

実は、瞑想は脳トレです。決して脳は休んでいません。瞑想中の脳活動パターンは特に初心者では次々に変わります。スライド（図4）はｆＭＲＩで全体の脳の活性のマッピングをしたものなのです。スライドの左の脳はデフォルトモード・ネットワークといいます。何もしていないときの状態です。車の運転にたとえて言いますと、まだ走っていなくて、エンジンをふかしている状態です。あれやこれやと目的のない思考がなされています。瞑想はこのデフォルトモード・ネットワークの状態で雑念が極端に少なくなっている状態と考えられています。

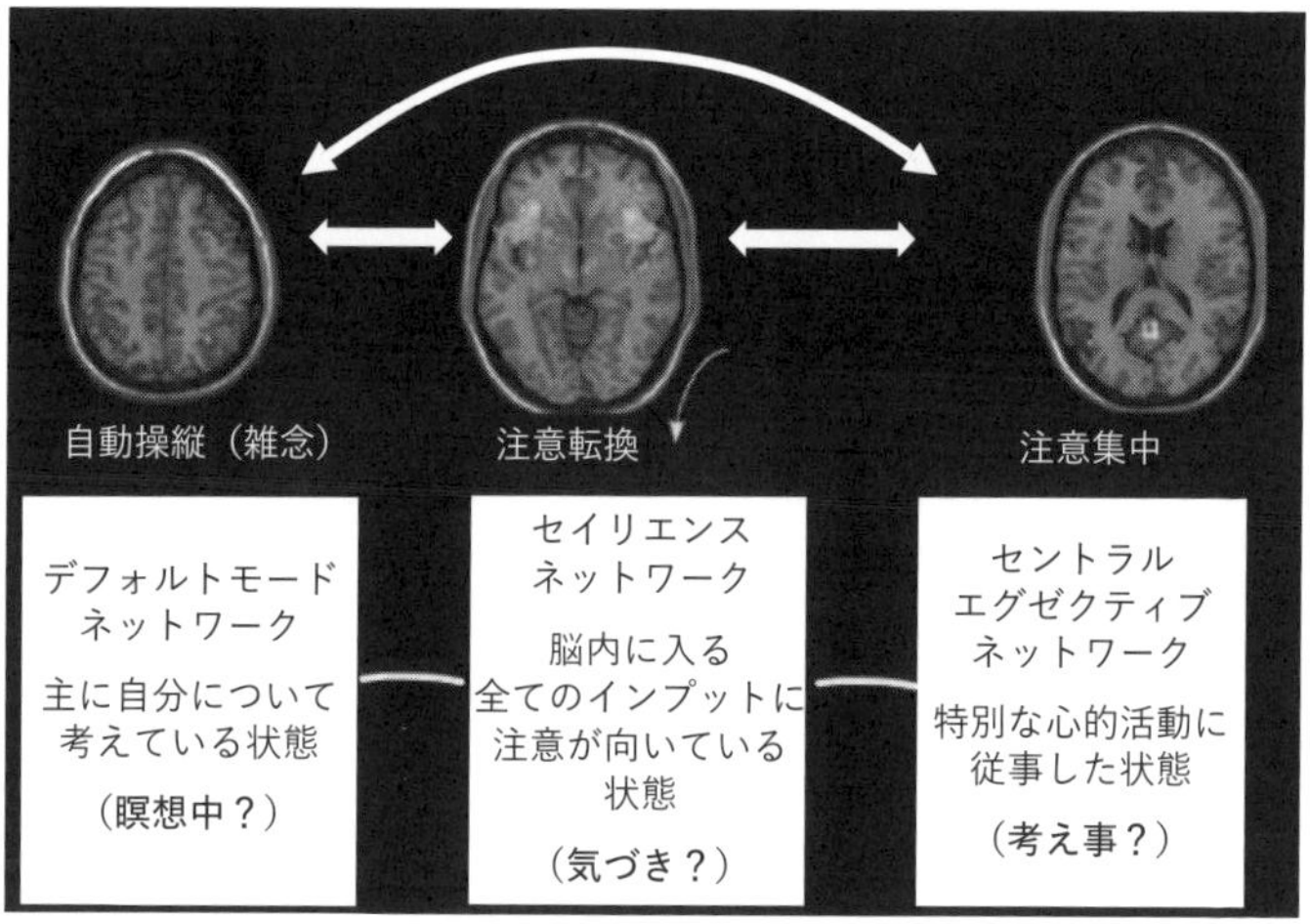

図4　瞑想は脳トレである

しかし、初心者ではいつの間にか、雑念に脳が占拠されてしまいます。「今日、これ終わったら何食べようかな」、「今日、電車の中であの人きれいだったな」など、そのときには「私が」が全部入っております。私は、そう見た。私は、そう思った。したがって、自分について考えている状態が多いです。Self-reference と言っておりますが、これは「私が」ですから、「我」がある状態ですね。有我《ゆうが》、有我《うが》。意馬心猿と、いろいろな考えが、うわーっと走り回る、欲望も走り回るという状態です。雑念にとらわれてそれに熱中してしまうと、右図のセントラル・エグゼクティブ・ネットワークになります。この状態は特別な精神活動に従事した状態です。

そして「お、僕は今、瞑想してたんだ。これはいかん。また注意に集中しよう」と、図中央のセイリエンス・ネットワークが働きます。脳内に入るすべてのインプットに注意が向いている状態になります。そして、瞑想状態のデフォルトモード・ネットワークに返ります。瞑想中はこれの繰り返しをやっているのです。いずれにしろ、瞑想というのは外から見ると何も精神活動をしていないように見えますが、特に初心者のうちはこの三つのモードを激しく行き来しているものだと考えられます。ですから、脳がすごく訓練されるのです。また、上達してくると雑念が少なくなりますからデフォルトモード・ネットワークでのエネルギー消費が少なくなり、エコ脳の状態となります。

ただ、今までの仮説もここから言うのも嘘か本当かどうかわかりませんよ。私の勝手な解釈で、あとから熊野先生がなおしてくれると思いますが。図中央のセイリエンス・ネットワークがずっと続くと、注意がもうずっと一つに滞らない。これは、実は非常に難しい状態なのです。

これは、私はいつも言っておりますが、剣道の構えている状態なのです。剣道で「はじめ」と構えますね。どこからでも打たれない、どこでも打てるように。注意は万遍なく、どこにでも届いていますね。「お、小手かな」と思った瞬間に、スパンと打たれてしまうのです。したがって、一つのところに注意が滞らない。「注意が滞ると打たれますよ」と沢庵和尚は不動智神妙録で言っているわけです。

これはすごく大変で高度な精神状態ですが、誰でもできるのですよ。その状態をずっと続けるというのは、大変難しい話ですが、したがって、ヴィパッサナー瞑想も、ある意味では、全体に、どこにでも注意が行き届いている。「ああ、今、妄想浮かんだな。はい、さようなら」。「ああ、今、心臓が『ドキン』としたな。心配ない。さようなら」。「ああ、今、嫌な考えが浮かんで。あら、これは嫉妬だわ。はい、さようなら」という状態を繰り返す脳トレなのです。脳トレをすると、素晴らしく脳は発達するわけです。そしてその結果、元気になれるわけです。脳のいろいろなところが発達します。

あと、脳が活発になるというのは、いろいろ意味があって、画像で大きくなったからといって、必ずしも活発になったのかどうかもわかりません。神経細胞レベルで言いますと、いろいろな解釈があるのです。脳の神経細胞の突起が増えた場合。そして促通といって、脳の回路がより活性化する場合などいろいろなことが考えられます。

心を休めて体は休めない

さて、二〇一三年に東京マインドフルネスセンターを開設いたしました。これは見ていただくように、マインドフルネスがはやってきたからやろうかということではなくて、私のもともとの夢みたいなものが、こういう形で開花してきたのだろうと思います。または、私の坐禅の修行が実ってきたのかな、という気がしているわけです。それにはそれだけのご縁というのか、運がありました。

私の次女は、ずっと学生時代からヨガの勉強をしておりました。ヨガの勉強の中で、お婿さんが見つかり、二人ともヨガを一生懸命やっていたということなのでございます。ヨガで結ばれた娘夫婦がいたから、マインドフルネスセンターができたと。これも、よいご縁だったわけです。その私の新しい息子は、それ以後、またサラリーマンを辞めて、鍼灸師の学校に行って、人体を扱える状態になってくれたわけです。

東京マインドフルネスセンターは、春・秋は鎌倉山で、桜の季節ともみじの季節は、一日のリトリートをいたします。そして夏は蓼科のセミナーハウスで、二泊か三泊で、皆さん一緒に瞑想・マインドフルネスを一日中やります。会場の中にも出席していただいた方も、何人かおみえになると思います。これは、楽しく有意義にということでやっております。

さて、毎日十時から一時までの、月曜日から土曜日に毎日やっているマインドフルネスセンターでは、一応、患者さんはショートケアとして三時間。したがって、保険適用で電車代と一緒ぐらいか、もっと安いぐらいの費用で、毎日来ていただけるようにやっております。

私は「休職している方は、これを日課にしてください」と言っています。休職というのは心の休養であって、不安やうつの人は、体は決して休めては駄目と。体はしっかり使わないと駄目。体は酷使しましょうというのが基本体制です。「うつ病で、休養だから好きなようにしてていいよ」、「一日寝てててもいいよ」というのは、最初の二週間までです。それ以後は、そんなことでは決して駄目です。したがってヨガをやって、瞑想を毎日やりましょうというのを、私は患者さんに言っております。

マインドフルネスだけでは治らない

もう一つ私の基本的な考えですが。マインドフルネスだけでは、病気は治りません。我々の扱う病気は、そんなに簡単なものではありません。少なくとも私どものクリニックにお越しになる患者さんは、大変つらい思いを長いこととして、来院されるわけです。したがって重篤な病状、図5の下のほうです。これは何を描いていますかというと、アリジゴクなのです。

なぜアリジゴクかというと、実は、我々の病気というのは、いろいろな総合的な原因でなるのであって、ある一つのことでなるわけでは決してないです。そして、もがけばもがくほど、だんだん悪くなるのです。悪循環が我々の病気の原因なのです。悪循環メカニズムが、病気を慢性化させるわけです。したがって、悪循環からまず這い出すことが必要なのです。それには、お薬も使うし、認知行動療法も使う。そして、ある程度よくなったら、そこからマインドフルネスが効果を発揮するというふ

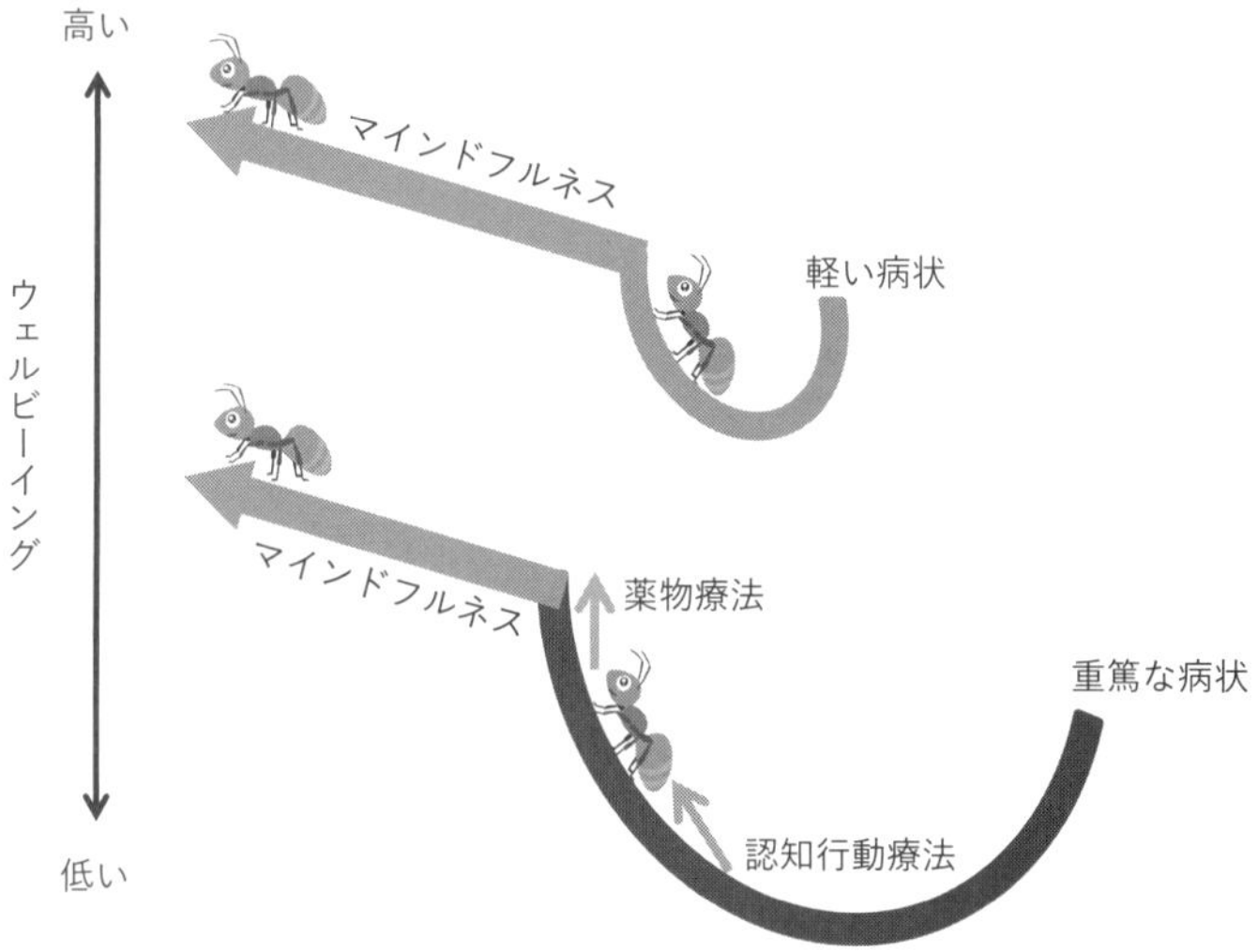

図5　アリジゴクのような不安・うつからの脱出

うに私は思っております。

そういう考えで、このアリさんが這い上がったらウェルビーイング、元気になる。人生が有意義に楽しくなるというふうに、どんどんどんどん、マインドフルネス訓練をすればするほど上がっていくというふうに私は考えて毎日過ごしております。

マインドフルネスの効果は？

ショートケアセンターのマインドフルネス参加者は、昨年の四月から三カ月間で一一七名の方が来院しました。男性と女性では、女性のほうが去年は多かったです。大体三十代、四十代です。一回の人もいるし、八回以上来ている人も一割以上います。うつ病の人、パニック症の人、社交不安症、対人恐怖の人が大部分です。

初回受講時に、マインドフルネスの前後、簡単な心理検査をやっていただくのです。そうすると、まずポジティブ気分というのが上がりますし、そして、抑うつ気分は下がりますし、不安気分も下がります。そして、マインドフルネス尺度というのがありますが、これは上がります。

マインドフルネス尺度（図6）というのは、こういうことをお聞きしております。「その時々に体験していることに、私の意識は向いている」。「食事、料理、掃除、会話など何をしていても、そのときの身体の感覚に気がついている」。などとあります。「自分自身にも他人にも忍耐強くない」。これは逆に書いてあります。そういうようなことで点数をつけて、マインドフルネスの進んだ人には、点数が高くなるようにつくってあります。

それから半数近くになんらかの痛みがある人がいました。そして、その痛みもマインドフルネスによって低下しております。マインドフルネス・イーティング専用のそういう尺度もありまして、そのマインドフルネス・イーティングをしたときには、やはりその点数も上がるということがわかっております。

休職中の患者さんについて、お聞きしたところ、復職が早くなったと考える人は九割です。そして、復職後の仕事の仕方がよくなったという

	[redacted]	まれに	ときどき	しばしば	ほぼいつも
1	その時々に体験していることに、私の意識は向いている。	1	2	3	4
2	食事、料理、掃除、会話など何をしていても、その時の身体の感覚に気がついている。	1	2	3	4
3	「心、ここにあらず」の状態になっていることに気がついたときには、今ここの体験にそのままそっと注意を戻す。	1	2	3	4
4	自分自身を認めることができる。	1	2	3	4
5	自分の行動を引き起こす考え、気持ち、身体感覚などに注意を向ける。	1	2	3	4
6	自分の失敗や苦労を非難せずに観察することができる。	1	2	3	4
7	今ここでの体験をそのままに感じている。	1	2	3	4
8	不愉快な体験であっても、そのままにしていられる。	1	2	3	4
9	物事が上手くいっていないときでも自分自身に優しく接する。	1	2	3	4
10	自分の感情に飲み込まれずに、それを観察する。	1	2	3	4
11	難しい状況に置いて、すぐに行動するのではなく、一度立ち止まることができる。	1	2	3	4
12	物事が忙しく、ストレスを引き起こすようなときでも、私の心には平穏で気楽な瞬間がある。	1	2	3	4
13	自分自身にも他人にも忍耐強くない。	4	3	2	1
14	自分で自分の首を絞めているようなことが時々あると気がついた時でも、心穏やかでいられる。	1	2	3	4

図6　マインドフルネス尺度

人も、かなりいます。いろいろな活力が出た、以前はせっかちで余裕がなかったが、今は一呼吸置いて心の平穏または平静を取り戻すことができるようになり、生活にゆとりが持てるようになった、というようなことが言われています。体調面でも、大体皆さん、よいことを言っていただけます。

そして、感情面ですが、一番私が気がついているのは、やはり腹が立たなくなったということです。これが最初にあらわれる。本人も周囲もそうです。我々の病気というのは、基本的には人間関係の病ですから、腹が立たないということは、まず人間関係を円滑にする第一なのです。ちょっとしたことに腹を立ててしまっては、よい人間関係ができません。

腹が立たないというのは、要するに二つの方向性があるのです。一つは、扁桃体という腹が立つ中枢みたいな、脳の深部にあるものが、簡単に興奮しない。そして、扁桃体にブレーキをかける前頭前野が発達する。そういうようにマインドフルネス効果に二面があります。

このマインドフルネスのいいところは、我慢して腹を立てないようにするのではないのです。自然に腹が立たなくなるのです。「こんなことで腹を立てちゃいかん。うーん。我慢、我慢。忍耐」などというのではなくて、自然に腹が立たなくなるのです。ここが、私はマインドフルネスの大好きなところです。これは、もう根本的に人が変わっていくわけなのです。そういう意味では、素晴らしい治療法だと私は思っています。

ある女性のマインドフルネス体験

マインドフルネスをやることによって変わってきたことの対人関係面において、「多少のことは受け入れられる」、「執着が少なくなる」という話を少しゆっくりしたいと思います。

これは五十四歳の女性で、かなり高年になってから発病されました。パニック症です。この方は、激しいパニック発作がほとんどなくなってからもずっと続けて、今も一週間に一回は来られています。夫婦二人だけで、仲のよい、よいご主人を持った夫婦で。二人で旅行もしたり、いろいろ生活を楽しむこともできる余裕のある夫婦です。

からっとした方なのですが。その方が、あるときにこんなことを言ってきました。「自分の立ち位置が根本的に変わった。以前は現実主義者で表面的なことだけを考え、常識的な世間体ばかり考えていた。人の目ばかり気にしてきていたことにも、気がついていなかった」。気がついていないのです。「私、これでよし」みたいな感じ。「自分は自分の意思を主張できている人間だと思っていたが、それは大いに違っていたことに気がついた」。これはマインドフルネス効果なのです。自分を客観的に高所から、じっと見られるようになったのです。「夫に気をつかっていないと思って三十年近く生活してきたが、実は、それは思い込みであった。夫は優しくて、よい人であるのは間違いないのだが、無意識のうちに、夫を大変気にして生きてきていたのだと思う。今は心が自由になり、柔軟になった」。

実はパニックの中年女性で、こういう人は非常に多いのです。もちろん典型的な激しい暴言を吐くご主人の人もいますけれども、一見優しくて、なんでもないご主人で、よそ目から見たら、素晴らしいご主人だなと思っている人と一緒に暮らしていても、毎日毎日こんな感じになって、知らないうちに中年になって、ぱーんとパニックの発作を起こしてしまうのです。

実は、これに類したことは『こころの暴力 夫婦という密室で』というフランスの本に出ています。要するに、自分で気づいていないのです。夫婦関係はこういうものだろう、人間関係はこういうものだろうと思っているのだけれども、ずっと十年、二十年、知らないうちに遠慮して暮らしている。

実は私の女房もそうだったのです。十年前、私が坐禅を始める前までは。やっと最近、解放されたみたいです。大体夫婦関係は、力関係に差がありますでしょう。男も六十を過ぎると、だんだん気が弱くなってきますから。しかし、私のところはそれ以上に、私の坐禅効果だと思っております。

こういうことに今まで全く気がつかない、あまり言語化できないようなことに気がつくようになるのです。これが、このマインドフルネスの本当の効果だと私は思います。したがって、この患者さんは絶対これからは、病気の再発はありません。必ず。薬をなしにしても平気になってしまうわけです。

マインドフルネスによってもたらされた「気づき」

この方は、今日も来ていただいておりますが、素晴らしい手記を私にくれたのです。彼女は、もう十年以上前から私のところに来ていただいて、対人恐怖・社交不安症の治療をずっとしておりました。もう来るたびに、いつも半分は泣き顔。あまりしゃべられない。「先生に悪いから、自分は話せなかったの」と今になって言われます。「あとから患者さんがいっぱい待ってるんで申し訳ない」と。不安の患者さんは、みんなこう言うのですよね。それをよいことに、医者は「ははあ」と言って、どんどんどん患者さんの診察を終わってしまうわけですけれども。

この方は、小さいときから対人恐怖ということで、やはり人の目を気にするのです。対人恐怖の一番の基本の心性は、自分の劣っている部分を人が知るのではないかという劣等感を持ち、それに対しての恥の気持ちを持っていること。これが一番のもとなのです。そしてさらに、それが見破られないように、いい格好をしようと努力するわけです。そして、その努力が破綻すると、うつになったり、パニック発作になったりしていくわけですね。

そういうことがありまして、この方は、小さいときにお母さんが大変厳しいお母さんで、なんでも言うことを聞かないと、どうにもならない。一〇〇%イエスマンでないと駄目。そして結婚も、かなり歳が離れた年上の人のところに、親の言うままに、反抗すれば絶対いいことがないと思って、泣く泣く結婚をしました。そして結婚をしたら、またその義理のお母さんが全く同じように、さらに輪をかけたような大変きつい方で。その息子はママの言う通りの息子で、ずっと耐えてきたと。毎日毎日が地獄と。そして、十年前に私のところへ来たときには、私はそこまでは見抜けなかった。そういう方がこの文書を、このマインドフルネスに六十六回参加したとき、去年の暮に書いてくれました。

「私にとってマインドフルネスは、自分の生きる意味を教えてくれるものです。人間一人一人が大切な存在であり、自分自身で自分を大切な存在であると、心から思えるようになる方法の一つです。日々起こることに感情が左右されすぎることでブレが生じたとき、フラットな場所へ導くことができます。マインドフルネスを始めて、いつも私の中には、もう一人の自分が存在するようになりました。肉体として今を生きている自分と、それを俯瞰し、常に冷静に物事を判断できる自分です。生活の中で、つらいこと、苦しいこと、自分の苦手なことに直面すると、今まで通り緊張したり、動悸がしたり、発汗することがあります」。

これは、病気が治ってないのではないのか、ということですよね。

「今までとの違いは、そのときに心まですべて持っていかれないということです」。

ここが大切ですね。

「もう一人の自分が、体で起きていることを冷静に見つめています。なぜこうなっているのか、今、何を一番すべきなのか、慌てず判断し、もう一人の自分に伝えます。すると、もとの状態に適度な時間で戻ることができます。嫌な気持ちを拭い去れないとき、今までは休めばよいと思っていましたが、体を休めても、その間ずっと嫌な気持ちに自分が支配されていました。今はそれに気づいたので、嫌な気持ちは、とりあえずそのままにして、今やることに集中するようにしました。

体を休めずしっかり行動することで、十分に疲労感を感じ、適度な睡眠を取ることができます。睡眠が取れないときはお薬を使用することもありましたが、すると嫌な気持ちは過去のものになっていく感覚がありました。決して日常の厳しさから逃れられるというわけではありません。しかし、今生きている時間に身を任せて、意識を鮮明に持ち、感情に支配されずに生活を送ることができれば、大きく体調を崩すこともないということがわかりました。マインドフルネスを続けていくことで、自分が自分らしく生きていくための、自分の中の意識改革が行われたのだと思います。

必要なことは、継続する力と素直さです。人間の体の基本は、労働、食事、睡眠。心の基本は、素直、慈悲、感謝であると気づきました。今は、ブレそうになる自分をセットする方法として、そして幸せな温かい気持ちになれる時間として、マインドフルネスを大切にしています」。

いかがでしょうか、皆さん。この方は今見違えるほど明るい顔になられました。ある日、ぱっと彼女は顔が変わりました。皆さん気がつきました。そこがマインドフルネスの素晴らしいところなのですね。

おわりに

最後に一つだけ言っておきたいのは、うつ病の治療で一番大切なのは、慈悲の瞑想なのです。これは、私どもが二十五分の瞑想中の最後の五分で、慈悲の瞑想をいたします。私が幸せになれますように。私からすべての苦痛が取り去られますように。次は私の一番愛する人に、次は、ぱっと思い浮かんだ好きでも嫌いでもない人に。次は大嫌いな人に。次は生きとし生けるものに。そしてさらに、最後にもう一度自分に。始めのうちは大嫌いな人はパスしても良いことにしてます。

慈悲の瞑想をやっていただくと、皆さんすごく変わるんですよ。これを初めてやって、おいおい泣く人もいます。そして、これで非常によくわかることは、本当のうつ病の人は自分にできない。そしてパニックや不安の人のうつ病は、大嫌いな人にできない。「なんで先生、大嫌いな人にこんなことやらなきゃいけないの」と言います。しかし「万物同根、みんなつながっているんだよ。これがマインドフルネスの根底の考えだよ」

と言います。そうすると、きちんとやってくれます。そしてある人は、大嫌いな課長さんと挨拶や話ができるようになりました。これは三〜四カ月かかりましたが。

そんなことで、もう少し話したかったのですけれど、時間がありません。今日はこれぐらいにしたいと思います。どうもご清聴ありがとうございました。

マインドフルネスの科学

熊野宏昭

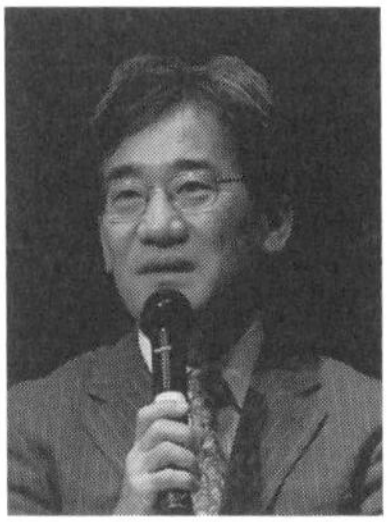

マインドフルネスとは

早稲田大学の熊野でございます。「マインドフルネスの科学」ということで少し時間をいただいて、お話しを進めていきたいと思います。

まず、マインドフルネスとはなんだろうということですが、これは貝谷先生のお話しの中で、十分皆さん理解していただいたかと思います。去年（二〇一六年）の六月に『ＮＨＫスペシャル』の「キラーストレス」という番組で取り上げていただきました。「ストレスから脳を守れ～最新科学でせまる対処法～」ということで取り上げていただいたのですが。その中で私がマインドフルネスについて、「今の瞬間の現実に常に気づきを向け、その現実をあるがままに知覚し、それに対する思考や感情に捉われないでいる心の持ち方」というふうに説明をさせていただきました。

昨年は『NHKスペシャル』と、あとは『サイエンスZERO』で取り上げていただいて。実は何度かNHKに出てきたのですが、本当にようやく、注意の集中だけではないというところを紹介していただけました。

先ほど貝谷先生がご紹介いただいた『おはよう日本』のときも、私はそれをはっきりとNHKの方にお話ししていました。「集中するのは前半です。後半で注意を広げていく、注意のフォーカスを広げていくところが大事なのです」ということを本当に説明したのですが、番組で紹介してくれたのは先ほどご覧いただいたように、集中の部分だけなのです。「集中することがマインドフルネスだ」。それればかりしか言わなくて「そこしかわかんないんだろうな」というふうに、少し僕は絶望していたのです。

昨年またNHKの人がやってきたので、「集中することだけをマインドフルネスとして取り上げるのであれば、私はもう出ません。そこだけしか言わないのであれば、もうやめてください」というふうにお話しをして。それで、ようやく集中だけではなくて、そのあとの、貝谷先生がさきほどおっしゃっていた、一つのところにとどまらない、いろいろなところに注意が柔軟に向くという状態のところまで取り上げてくださったという経緯がありました。そういう意味では、この『ＮＨＫスペシャル』は、私にとってはすごく記念すべき番組だったわけです。

マインドフルネス状態

ただマインドフルネスとは何かということと説明していくときに、こういうふうに説明されることが割とあります（図1）。「リラックスした状態でしょ」というふうに。これは必ずしも間違いではないのですが、リラックスした状態の逆は、ストレス状態ですよね。不安や緊張が高まったストレス状態。それに対してマインドフルネスの逆は、心ここにあらずの状態というふうに言ったほうが、わかりやすいのですよね。

マインドフルネスは、心ここにあらずの状態の逆の目覚めの状態。はっ

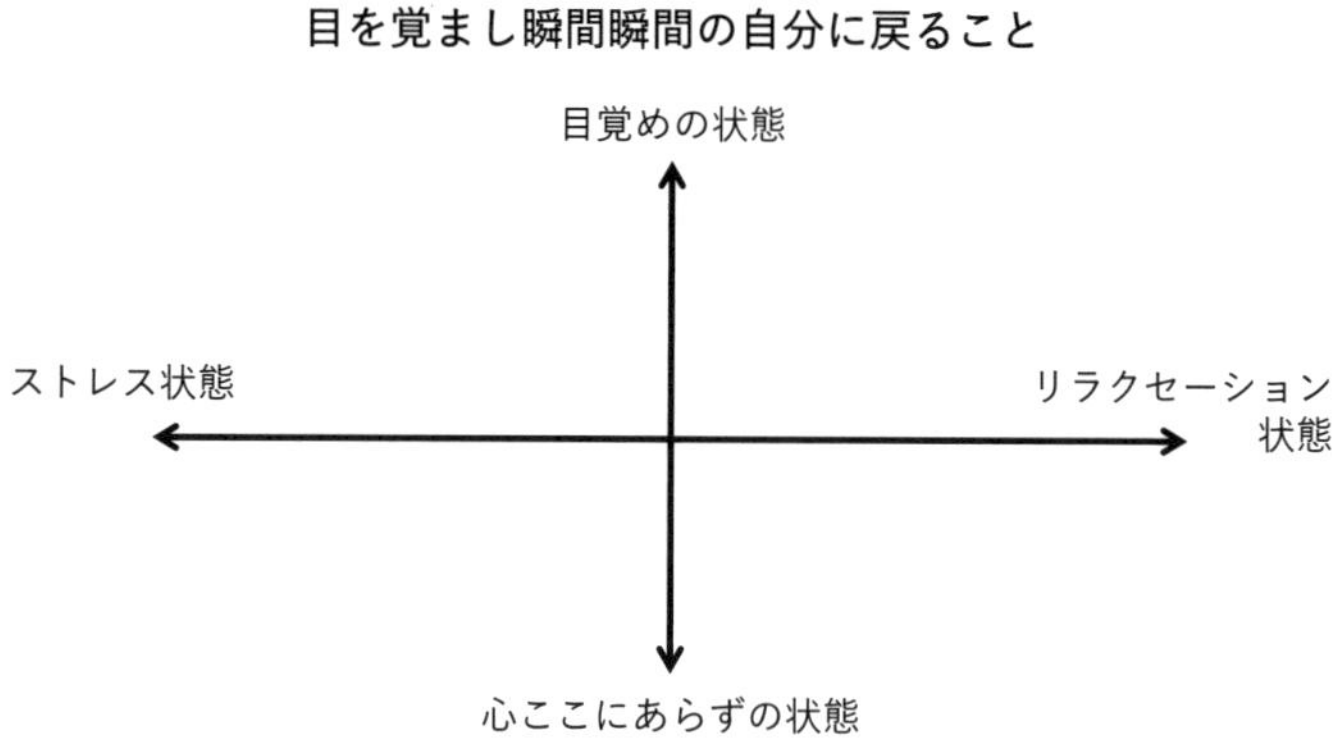

図1　マインドフルネスとは

と目が覚めた状態、はっと気づいた状態。これが、マインドフルネスというふうに言われる状態になるわけです。心ここにあらずになるのはどうしてかというと、大体の場合、自分が考えていることに飲み込まれて、自分の考える世界に行ってしまうので、心ここにあらずになってしまう。あるいは心を閉じて、全く目の前のことを見ようとしなかったら、やはり、それも心ここにあらずになってしまう。そのどちらでもない、はっと気づいて、目の前の現実をきちんと捉えている。しかも一点だけではなくて、きちんと目の前の現実の全体を捉えている状態というのがマインドフルネスなのだということになると思います。

実践法としては、これは先ほど貝谷先生が実践してくださいましたので、それの繰り返しになりますけれども。とにかく背筋をすっと伸ばしておく、これが非常に大事です。背筋がすっと伸びて、それ以外の体の力がすべて抜けている。そして、呼吸に伴う体の動き、身体感覚に注意を向ける。これは呼吸をコントロールしないというところが、マインドフルネスの呼吸法の特徴ですね。自然と体がしたいようにさせておいて、それに気づく。

それに対して呼吸法というやり方、呼吸をコントロールして瞑想するというやり方も、もちろんあります。しかしマインドフルネスで特徴的なのは、呼吸をコントロールしないで、体が勝手にしたいようにさせてあげて、それに気づいているというやり方から導入していくことのほうが、後半のヴィパッサナー瞑想のほうに入っていきやすいのです。

気づき、注意を広げる

「ふくらみ、ふくらみ、ちぢみ、ちぢみ」というふうにいくわけですが、気づきのほうが体の動きや身体感覚を追いかけていくような、そんな感じです。途中で雑念や五感、あるいは何か怒りやイライラ、「これやらなくちゃ」みたいな気持ちなどに引き込まれているということが起こるわけですが、そういうことに気づいたら、またそっと呼吸の感覚に戻ることを繰り返す。

後半は、注意をパノラマ的に広げて、気づきの対象になる、自分が気づいているもの、自分が考えていること、思い出していること、体の感覚、あるいは外から聞こえている音や空気の動き、この空間の広がりなどですね。そういった自分が気づけるものすべてに気を配って、同時に捉え続けるようにするというのが後半。

前半はサマタ瞑想、後半はヴィパッサナー瞑想というふうに言われる瞑想法です。その二つを、ある意味組み合わせてやっていく。これは、練習を続けていくときは、最初はサマタの練習をずっとしていく、だんだんだんだんヴィパッサナーのほうの割合を増やしていくという形で行われることが多いと思います。

考えごとをしないで自然の中を歩いていく。これもマインドフルネスのいい練習になります。あとは、たとえばお茶のお点前など。あるいは、先ほど貝谷先生がおっしゃったような合気道や剣道などの武道、そういった中でも、同じような心の使い方をしていると思います。あるいは玄侑宗久和尚がおっしゃっているような、風流な生活。こういったものの中にもマインドフルネスというのは、そのまま息づいているのではないかなと思います。

マインドフルネスは何を実現するのか

さて、ここからが、その科学の話になります。マインドフルネスは何を実現するのかということなのですが。そのために、この脳のデータを少し見てみようということになります。

脳は小宇宙。この小宇宙というのはどういう意味かというと、我々が経験していること、体であっても心であっても経験していることが、脳に表現されるのです。脳がコントロールしているというわけではないかもしれない。脳がコントロールする面も、もちろんあるわけですけれども。

たとえば、ここに針が刺さったら、これはコントロールではなくて、針が刺さったということを脳に伝えて、それが脳の活動として表現されるわけですよね。それに対して「あっ」ということで手を引く。手を引くというのは、脳から指令が出て、手を引く運動が起こってるわけですが。したがって、双方向なのですね。末梢と中枢は双方向なのです。しかし、我々の経験が、脳の中のどこかに活動として表現される。したがって、何かについて知りたい場合は、脳がどうなっているのかということを調べていくと、その活動、あるいは我々の経験がどういう性質を持ったものなのかということが見えてくるわけなのですね。

脳との関係

それでマインドフルネスというのは心の使い方ですから、どこかで脳と関係しているだろうということなわけですけれども、ここ十年ぐらいの間に、ものすごく研究が進んで、「あ、こんなことまでわかるんだ」というのが今の時代になっています。そこを少しお話ししていきたいと思います。

これは脳をざっと図で描いたものなわけですけれども、これは脳を左側から見た図です（図2）。左が前、右が後ろ、後ろの下の部分が小脳です。前頭葉、頭頂葉、後頭葉、側頭葉。左の図は、脳を縦に半分に割って内側から見た図です。これはしたがって、右側の脳を内側から見てい

脳は「小宇宙」＝経験が表現される

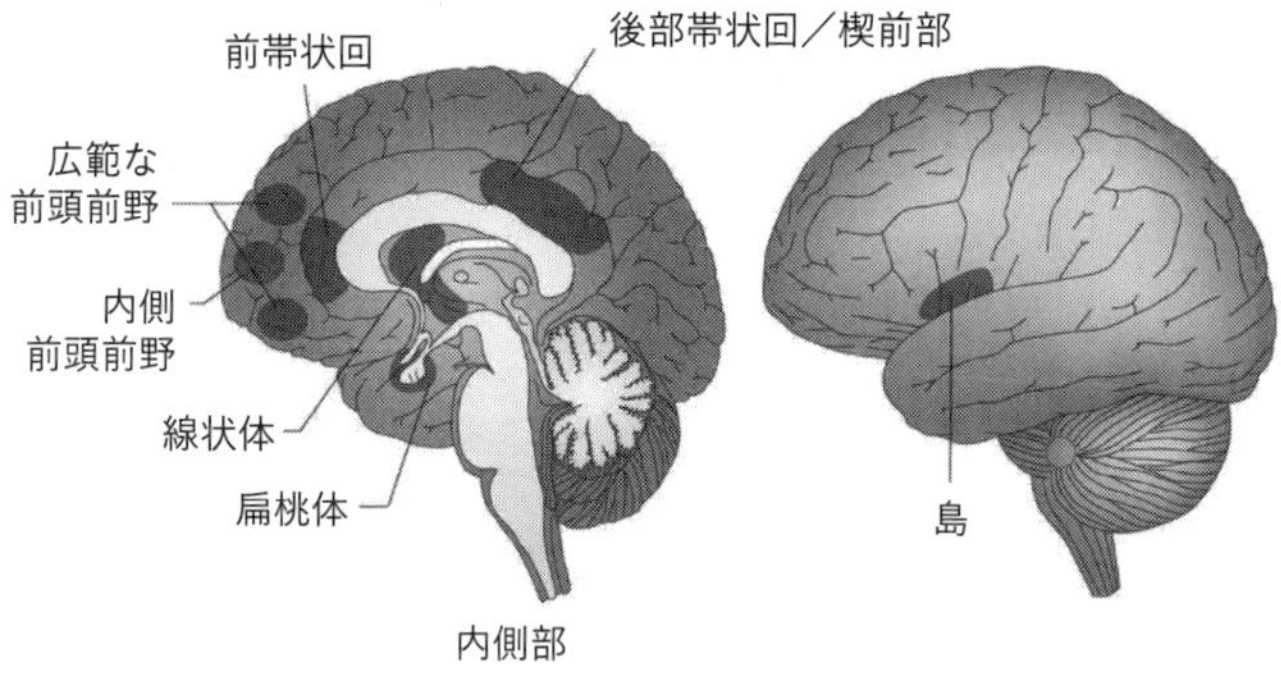

（Tang, Y.Y., Britta, Hölzel, K., Posner, M.I. The neuroscience of mindfulness meditation. Nature Reviews Neuroscience, 16, 213-225（2015）doi : 10. 1038/nrn3916を改変）

図2　右左の脳を左側から見た図

るのですね。脳というのは左右の半球がありますので、その半分で割って。普通はこんなの見えないわけですけれども、右側の脳を内側から眺めた図になっています。

前のほうが前頭葉ですね。そして一番前のあたりが前頭前野といわれている場所で、よく出てきます。そしてこれが前帯状回。注意のコントロールに関係しているところです。それから、これが後部帯状回。後部帯状回と、この内側前頭前野というのは、先ほど貝谷先生のお話しで出てきた、デフォルトモード・ネットワークと非常に関係があるといわれています。それから扁桃体。この隣には海馬といわれる大事な場所もあります。この扁桃体・海馬は、感情のコントロールに関係している場所ということになります。

マインドフルネス瞑想における三つの柱

それでマインドフルネスでどういうことが起こっているのかということを調べていきますと、マインドフルネス瞑想で実現されることは、今この三つの柱に分けて考えるとわかりやすいということがいわれています（図3）。

注意のコントロール力がつく。これは、先ほどから出てきている注意の集中ですね。集中だけではない。注意を転換する、切り替える力もつきますし、注意を分割する、さまざまなものに気を配るという力もつく。注意の集中、持続、転換、分割の力がついていくというのが、非常にはっきりとした一つの柱です。

それからあとは、感情のコントロールが非常にうまくいくというか、穏やかになってくる。これも先ほど貝谷先生がおっしゃった、怒りというのが、あまり湧かなくなってくるということです。欲も、あまりそれに振り回されなくなってくるということです。

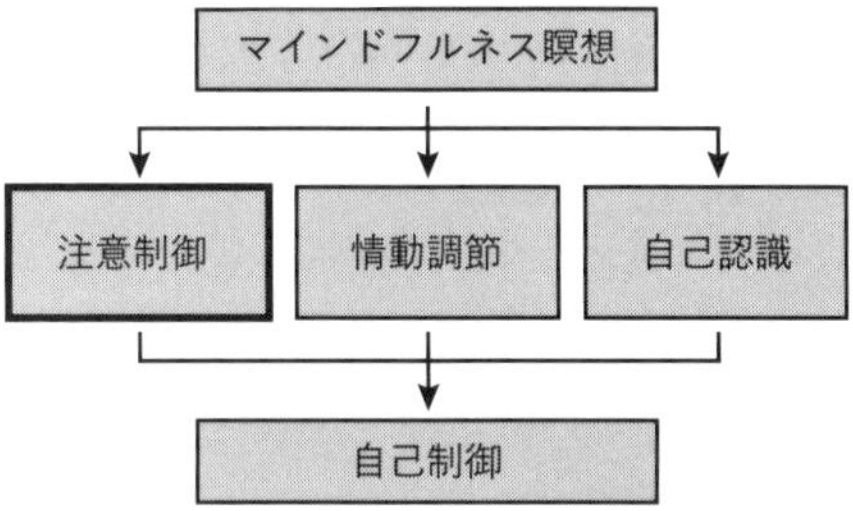

• 注意制御の向上、情動調節の向上、自己認識の変容
（身体感覚への気づきの増大・自己言及的な認知処理の低減）

（Tang, Y.Y., Britta, Hölzel, K., Posner, M.I. The neuroscience of mindfulness meditation. Nature Reviews Neuroscience, 16, 213-225（2015）doi : 10. 1038/nrn3916 を改変）

図3　マインドフルネス瞑想で実現されること

それからもう一つは自己認識が変わってくる。これは、自分に対する自己イメージや自己概念というふうにいわれるものを、我々は持っています。「自分ってこういう人間だ」というふうに思い込んでいる、自分に対するイメージに振り回されているわけです。しかし、そうではなくて、自分というのはこの瞬間瞬間に、周りの世界とのやり取りの中で成り立っているのが自分なはずなのですけれども。つい自分に対して「自分ってこういう人間で、こういうのは好きで、これ嫌いで、こういう人とは付き合いたくなくて。いや、これは駄目だな」というふうに決めて、自分で限定してしまっているわけです。

したがって、「物語としての自己」といいますが、「物語としての自己」は、みんな持って生きているわけですけれども、そこが、だんだんだんだん小さくなって、瞬間瞬間の世界とやり取りをしながら生きていくような自己がだんだん大きくなってくるそういう変化。この三つの柱で、マインドフルネスというのは説明できるというか。脳の働きを見ていくと、どうもこの三つのことが大きく実現されているようだということが、今わかってきています。

注意制御――サマタ瞑想とヴィパッサナー瞑想

最初に注意制御のところからですが、注意のコントロールに関して言いますと、マインドフルネス瞑想は、先ほどご説明した通り、二つの瞑想法を含んでいます。一つはサマタ瞑想、もう一つがヴィパッサナー瞑想。サマタ瞑想というのは、研究の中では、フォーカスト・アテンション瞑想というふうに言い換えられています。フォーカスト・アテンションというのは、どこかに焦点を絞って、注意を集中する瞑想ということですよね。注意の選択対象があるということです。たとえば呼吸の感覚に注意を向け、それを持続する。マインドワンダリングというのは、実際に集中しているもの以外のことをいろいろ考えることです。集中しているもの以外のことが頭の中に浮かんでくるのが、マインドワンダリングというのですが、そのマインドワンダリングを引き起こしたり、その引き起こす原因になる気をそらすものを把握する。そして、注意を気をそらすものから解放し、選択対象に注意を向ける。

説明を読むと少しややこしいですが、先ほどの雑念ですよね。「ああ、雑念が今浮かんできて、そっちに引っ張られそうになってる」と。「雑念、雑念」というふうにラベリングをして、「戻ります」ということで、選択対象、呼吸の感覚に注意を戻すということですよね。

それからヴィパッサナー瞑想のほうは、オープン・モニタリングというふうに言われます。オープン・モニタリング瞑想というふうに言われていて。これは特定の対象にフォーカスをあてないということです。それで、平らかにすべてのものに気を配っていく。この二つから構成されているとされています。

脳の中で何が起こっているのか

そして、この二つを自由自在に実践できるような修行を積んでいる人たちが、タイの森林派といわれる人たちなわけですけれども、この人たちに、それぞれの瞑想を交互にやっていただいて、脳の中で何が起こっているのかということを瞑想中に調べてみたという研究があります。

たとえばオープン・モニタリングであれば、どんな経験であっても呼吸や身体の感覚、外界の刺激に対する知覚、思考や感情などの瞬間瞬間あらわれてくる心の中身を、制限もおさえつけようともしない、判断もしないで観察し、認識するようにしてくださいということです。あとは、安静時は、ただ「リラックスして目を覚ました状態で休んでいてください」と、安静時と比較していく。そういう研究を行いました。

今度は、脳のどこがその活動をしていたかということなのですけれども、この研究は、ずっと森林派の僧侶として修行をしてきた人と、十日間だけ練習をしていただいた初心者を比べているのです。結論から言うと、初心者では、十日間ぐらい瞑想しただけでは、脳の変化は起こらないのです。脳の働きはそうそう変わらない。しかし、ずっと十年〜二十年修行している人たちが瞑想をすると、やはり脳は、それなりの変化を起こしてくるということです。

フォーカスト・アテンションでは背側の前帯状回といわれる部位があって、そこの活動が強まります。前帯状回というのは、「注意のコントロールに関係しているとこですよ」と言っていたところです。前帯状回が、きちんと強まってます。注意を集中する瞑想ですから、瞑想中にここの働きが高まっているというのは、非常に納得のいく結果なのです。

それ以外の部位というのは、前頭葉を含め活動が落ちています。これがサマタのときの特徴です。注意をコントロールする脳だけが働いて、それ以外の脳の働きは全部、ぐーっと落ちているわけです。したがって、前頭葉をうんと働かせて注意を集中しているというのではなくて、前頭葉はもう省エネにして、あまり使わないで、注意の集中だけを維持している。背筋だけが、ぴんと立っているというようなのと共通点がありますよね。これがサマタのときの脳の状態です。

自分と世界との関わりを感じる瞑想

それから、今度はヴィパッサナーのときの脳の状態というのは、これも非常に特徴的なのですが、ほとんど何も変わりがないのです。先ほどの安静時とフォーカスト・アテンション、サマタのときを比べている画像では、活動を落としているところが、あちこちにある。したがって、ぐっと活動を落として、注意の集中だけを維持している。

ところがヴィパッサナーになると、その注意を集中するということもやっていないわけですから、脳はもう安静時と、あまり変わりがない。お坊さんだから安静にしていても、おそらくヴィパッサナーに近い状態になっているのでしょうね。したがって安静とヴィパッサナーを引いても差が出ないというふうに言ってもいいですし、日常の脳の状態とあまり変化がないと言ってもいいのです。日常の脳の状態と、ヴィパッサナー中の脳は、あまり変化がない。

ただ一つ、少し活動を強めている場所があるとすると、楔前部や頭頂葉の一部のＳＰＬ（上頭頂小葉）というところです。後帯状回や楔前部の領域と、さらにその外側の領域なのですが、これは自分と世界や環境との相互作用を理解する場所なのです。自分が環境、世界の中にいて、それで世界とどんなふうに関わり合っているかというのが、ヴィパッサナー瞑想では少し強まっている。これはもう、やはり納得がいきますよね。五感を研ぎ澄ませて、いろいろなものを感じ続けているというのがヴィパッサナー瞑想ですから、そういうところの活動が、強まっているということがわかります。

初心者の瞑想の特徴

それに対して今度は、初心者はどうなっているのか。初心者は、感情が働いたり頑張ったりしているときに活動するような脳の部位の働きが強まっている。つまり、十日間ぐらい練習しただけでは、瞑想しようとすると頑張ってしまうのです。なんとか「集中しないと、集中しないと」とか、あるいは「気を配ってじっとしていないと」というふうに頑張るので、脳が頑張っているというのが出ている。したがって、脳のデータを見るときは、経験者、かなり経験を積んだ人のデータを見ていかないと、あまりよくわからないということも言えます。

注意制御と関係する部位というのは、今出てきた一番の中心は前帯状回の部分です。前帯状回の部分が、一番注意の集中とは関係していて。あとは注意の分割、あるいは周囲を広く感じ取るということと関係しているのが、頭頂葉の部分だったということになります。

自己認識――三つのネットワーク

では、今度は自己認識です。自己認識はどう変わっていくのかということなのですが。どう変わっていくのかというと、身体感覚への気づきが増えて、自己言及的な認知処理が低減していく。つまり体というのを感じ取るようになるわけです。体の隅々まで感じられるようになって、「俺が、俺が」というのが、今度は逆に減っていく。そういう変化があらわれてきます。

この自己知覚、自己認識を考えていく場合に非常に大事なのが、これも先ほど貝谷先生からご紹介いただきましたが、三つの神経ネットワークなのです。これは、実行ネットワーク（セントラル・エグゼクティブ・

ネットワーク）、覚醒ネットワーク（セイリエンス・ネットワーク）、それからデフォルトモード・ネットワーク。この三つのネットワークとの関係で考えると、自己認識がどう変わっていくかというのが結構わかりやすくなってきます。

三つのネットワークの特徴

セントラル・エグセクティブ・ネットワークというのは、実行ネットワークと言われるように計画・意思決定・注意制御・ワーキングメモリなど、高次な認知処理、頭をフル回転させていろいろな問題解決にあたっているようなときに働くネットワークです。セイリエンス・ネットワークというのは、はっと気づくときに、はっと目が覚めるときに働くネットワークなので、したがってマインドフルネス状態と、非常に関わりが深いです。

最初に言いましたように、はっと気づいたときの心の状態をマンドフルネスといいます。はっと気づくことを繰り返し繰り返し訓練していくと、いつも気づきが維持できるようになってくる。これは、性格的なものが変わってきた、パーソナリティ的なものが変化してきたというふうに言ってもいいわけですが、こういうのは、マインドフルネス特性とでも言えばいいものです。したがって一回一回気づくのは、マインドフルネス状態。それを繰り返し繰り返し練習していったときに、すぐ気づきやすくなってくる。そういう変化が起こってきたときは、マインドフルネス特性が高まったというふうに考えればいいわけですが、このセイリエンス・ネットワークは、とりあえずマインドフルネス状態と関係していいます。瞬間瞬間の自己と関係が深いネットワークだということになります。

それに関してデフォルトモード・ネットワークというものは、これは何もしていない、ぼんやりしているときに働いている脳の働きなのですが、脳のアイドリング状態みたいなものです。エンジンも停車しているときは、アイドリングというのをしています。ボフボフボフボフ、アイドリングをしていて、これが高すぎてもエンジンとしては調子が悪いですし、低すぎると止まってしまいますので、低すぎても駄目。ちょうどいいレベルで、静かにアイドリングをしているのがいいわけですが、それと同じようなものが脳にもあって、デフォルトモード・ネットワークというふうに言うのです。

このデフォルトモード・ネットワークは、何か特定の課題に取り組んでいることがなくて、ぼんやりしているときに働いている。そういうときは、我々は自分のことを考えていることが多いわけです。これも貝谷先生が、先ほどご紹介くださいましたが、自分のことをぐるぐるぐるぐる考えているときに、デフォルトモードが働く。これはだから、物語としての自己と関係しているということになります。

サマタ瞑想でのネットワーク

それでサマタ瞑想のときは、このネットワークが非常にきれいに切り替わっているという研究があります。これは、とてもきれいな結果なのですが、サマタ瞑想中に、集中瞑想中に、「あ、今、呼吸から気が逸れたぞ」というふうに思ったらボタンを押してもらうのです。そのボタン押しの前が、マインドワンダリングの状態に陥っていただろうと。つまり気がそれて、いろいろなことをぐるぐる考えていた状態だろうと。そして、その気づいたときは、はっと気づいた、マインドフルネス状態が起こっているだろう。そのあと今度は、呼吸にまた注意を切り替えて、そしてもう一度その集中を持続していくというときは、これはもう集中するという課題に沿って仕事をしているだろう。そんなふうに考えられるわけです。

それで実際に対応を見てみると、はっと気づいたときはセイリエンス・ネットワーク、覚醒ネットワークが、きれいに活動しているのですね。それからあとは、注意を呼吸に戻して、それを持続していくような状態のときというのは、実行ネットワークがきれいに活動していきます。そして、このはっと気づく直前の状態というのは、デフォルトモードが本当にきれいに活動しているのです。うしろのほうの後部帯状回と、あとは、前の前頭前野の内側部というのが、きれいに活動しているというのが出ていて、非常に素晴らしい研究なのですね。この結果から、サマタ瞑想の中で繰り返し出てくるという、三つのネットワークをわかっていただけると思います。

ヴィパッサナー瞑想でのネットワーク

今度は、ヴィパッサナー瞑想のほうではどうかということですね。ヴィパッサナー瞑想をずっとやっている人たちを対象にして、具体的には、カバットジンが開発したマインドフルネスストレス低減法（ＭＢＳＲ）という治療法を八週間修了した人と、そういったことを何もやってない人の両者で見ている研究があります。

どういう研究だったかというと、その一人一人の性格に関係しているような形容詞ですね、明るい、騒がしい、さびしがり屋など。そういう形容詞を聞きながら、その内容が自分とどう関係するかについて、自分に当てはまっている、当てはまってないなどということを考える条件、これを物語焦点条件とします。次に、その言葉を聞いたときに、なんであれ浮かんでくる考えや感情にただ気づき続ける条件、これはもうマインドフルネス的ですが、体験焦点条件として、脳血流の差を検出しました。

八週間のMBSR修了者で、NF（物語条件）のほうが血流が大きい部位をみると、これはもうまさにデフォルトモードの部位なのです。前頭前野の内側部が、非常にきれいに出ています。

それから今度、こちらは体験焦点のほうなのですが、これはどこが出ているかというと、島《とう》という場所が出てくるのです。島という場所は、身体感覚の刻々と変化していくものを気づいていく、そういう場所なのですが、島という場所がきれいに出ていてやはり八週間体験した人だけで、こういった差が認められた。一方初心者では、こういう差は認められなかったということも示されています。島という場所が、頭の横のほうにある部位ですが、そこが瞬間瞬間の自己に関係しているということを示している。そういう研究結果になっています。

自己認識と関係する脳部位というのは、デフォルトモードと関係しているのは、内側部の前とうしろの二つ。それから瞬間瞬間の自己と関係しているのは、島といわれる側頭葉の上の少し奥のほうに、表面から見えなくなっているような場所なのですが、そこに関係しているということがわかりました。

情動調節――マインドフルネス瞑想における感情

では次は、今度はマインドフルネス瞑想で実現されることとして、その次の情動調節。この情動調節がどうなっているか。これも非常に面白いのですね。

普通我々が情動調節をするときには、扁桃体というのが不安や怒りなど、そういうものをつくり出しているわけですよね。「この状況で怒っては駄目だ。熊野、怒るな」というときは、前頭葉が働いておさえ込むわけです。「ここで怒っちゃ駄目だぞ」というふうに、おさえ込むわけです。ところがマインドフルネス瞑想をやっている人は、そういうふうにはしないのです。そういうふうにはしていないということが、この研究で非常にきれいに出ています。

　これはどういう研究だったかというと、一〇〇〇時間以上マインドフルネス瞑想をおこなっている瞑想者、あとまた健常対照者、初心者を対象にして、マインドフルな意識状態と通常の意識状態をつくり出してもらい、ネガティブ・ポジティブ・ニュートラルな感情価を持つ写真、つまり、すごく嫌な感じがする写真、それから、とてもうれしくなる写真、そういうものを見ている間の脳血流を測ったと。

　マインドフル条件というのは、刺激に対してマインドフルに注意を向けるように、つまりあまり「嫌だ」とか、「うわすごい」などと思わないで、淡々と見ていてくださいねと、「きちんとそこで感じていることには目を向けて、淡々と見ていてくださいね」というのがマインドフル条件。それから「普通にあなたがいつもするようにやっていてください」というのがベースライン条件です。

扁桃体の働きが変わらない瞑想者

それで比較してみますと、マインドフルネス条件をつくると、経験者・瞑想者であっても初心者であっても、感情の強さを下げることには成功しました。どちらも同じように、強烈な感情が少し弱くなるということが実現できたのです。普段通りに感じているベースライン条件とマインドフルネス条件で感じた感情の強さを比較すると、どちらの群でも感情の強さを弱めることには成功したのですが、そのときに脳内で起こっていることが全く違ったということです。

対照者のほうでは、左右の扁桃体の働きが落ちており、ぐっとおさえ込んでいる。これはネガティブな画像の場合です。ポジティブな画像の場合も、これはほかの部位も落ちていますけれども、やはり左右の扁桃体の活動が落ちているということがわかります。

しかし、瞑想者ではそういうことが全く起こっていない。扁桃体の働きが変わっていないのです。つまり、嫌な画像を見たときには、扁桃体がわーっと騒ぎ出すのですが、それはそのままにしてあるわけです。騒いだままなのです。したがって、活動が落ちていない。あるいは、楽しい画像を見たときには「うわ、いいなあ」と、これも変わらず、扁桃体の活動は変えていないわけです。初心者と瞑想者の差分を見ると、左の扁桃体が、やはり初心者のほうで活動が、ぐっと落ちているということが示されています。

脳全体を静かにさせる

それで今度は、前頭葉はどうなっているのか。これはやはり、ビギナーのほうで前頭葉の活動が増えていました。しかし瞑想者は前頭葉の活動は変わっていない。つまり、初心者は先ほどお話ししたように前頭前野をがーっと働かせることによって、感情をぐっとおさえ込んでいる。そういうことをやったのですが、瞑想者はそれもやっていないのです。前頭葉も普段のまま。扁桃体も働いたまま。では、何が起こっているのかというと、デフォルトモードが変化していたのです。デフォルトモードの前頭葉の前のほうの核、うしろのほうの核、どちらも瞑想者だけで、このデフォルトモードの働きが落ちていたのです。だから、アイドリングが静かになったわけです。そして、ビギナーでは、そういう変化は全く起きていません。それで両者の差を取ると、デフォルトモードの活動にきれいに差が出てくる。

つまり経験者は、脳が騒いでいる状態を全体的に静かにすることによって、感情も波立たなくなっている。しかし、扁桃体はきちんと働いている。前頭前野は無駄づかいしていない。そういうことができているということが、この研究からわかった。これは非常に面白いですよね。無理やりおさえ込むのではなくて、そのまま感じながら、しかし、脳全体を静かにすることによって、マインドフルに捉えられるようになっているということがわかったということです。

デフォルトモードの役割

では、このデフォルトモードは悪者なのか。静かになってくれたほうがいいのかというと、そうでもないのです。これは名古屋大学の大平先生のグループが出した、非常に面白い研究です。正解がある簡単な問題、正解があるけれど非常に難しい問題、正解がなくて、どうにかして答えを自分で見つけていかなくてはいけない問題、その三つの問題を解くと、正解のある問題と、正解があるけれど難しい問題は、どちらもセントラル・エグゼクティブ・ネットワークを使っていました。この背外側の額の上のあたりがフル回転して論理的に考えていました。

しかし、正解のない問題を解こうとすると、正解がないから、もう、そういうことでは解けないわけです。正解がない問題を解こうとしたときに脳はどう働くのかというと、実はデフォルトモードを使うのです。デフォルトモードを使って答えを見つける。これは何をやっているのか。我々の中のノイズ、雑音を活用しているのです。自分のこれまで積み重ねてきた経験の中には、もう答えがないわけです。実行ネットワークを使っても答えが見つからないので、そういうときは、我々の中で普段は雑音にしか過ぎないようなデフォルトモードから情報を取り出すということを、どうもやるようなのです。

そうすると、このデフォルトモードの働きというのは、必要とされることもあるわけです。それでは、このデフォルトモードがマインドフルネス瞑想によっておさえられてしまったら、それは「あれ、必要な情報を取り出せなくなるぞ」ということになってしまいます。

実はマインドフルネス瞑想では、最初、坐り始めたときは、先ほど言ったように雑念がいろいろ出てきます。これは、サマタのフェイズで特にそうなのですが、しかしヴィパッサナーのフェイズでも、最初はいろいろなものが感じられてきます。いろいろなものが、どんどんどんどん感じられてくるけれども、そのうち自然に、すっと静まっていくわけです。したがってヴィパッサナーの中で、最初のフェイズでは、もしかしたらデフォルトモードが高まっているフェイズがあるのではないか。それが、我々の研究室が今、作業仮説として取り組んでいることなのです。

脳は筋肉と同じ？

今までのはマインドフルネスの瞑想をしているときに、脳がどう働いているかということを主にご説明しました。しかし、これを繰り返し繰り返し練習していくと、マインドフルネス特性が高まってくるのだというお話しを先ほどしましたよね。

マインドフルネス特性が高まってくるというのは、脳ではどう表現されるのかということですが、脳は、実は経験によって構造まで変化するのです。二〇〇四年にドラガンスキーという人が『Nature』に報告した研究で、非常に私は驚いたのですが、お手玉のようなジャグリングをすると、自分と外界との位置関係を捉える、先ほど言った頭頂葉の一部が両側性に肥大したのです。しかも非常に狭い領域だけです。非常に狭い領域が両側性に肥大した。したがって、使ったところが太ったわけです。筋肉と同じようなものです。

しかし、これも先ほど貝谷先生がおっしゃったように、何が起こっているかというのは少し注意が必要です。神経細胞は増えません。神経細胞は海馬以外では増えないので、神経細胞が増えているわけではない。もしかするとシナプスの数が増えて、神経細胞同士の連結が増えているのか、あるいは神経細胞を支えているグリアが増えているのか。しかし、おそらく機能は高まっている。機能が高まっているということに相当するような構造の変化が起こっている。

しかしもっと面白いのは、三カ月休むともとに戻るのです。三カ月練習すると厚みが増して、三カ月休むともとに戻るのです。「なんだ。脳って筋肉と同じようなもんなの」ということなのですが、これぐらい脳というのは、可塑性というのですが、柔らかいのです。変化する可能性があるわけです。

マインドフルネスによる脳の変化

では、マインドフルネスでも、そういう変化が見られるのではないか。

まず、注意制御と関わる部分に変化が出ます。これは、たった十一時間です。たった十一時間のマインドフルネス訓練を行うことによって、注意のコントロールに関係する前帯状回と、大脳皮質の間を結ぶ連絡線維、白質といわれる神経細胞ではない連絡線維の、信号伝達効率が高まるような構造の変化が起こったということが、この研究によって示されました。たった十一時間ですからね。「たった十一時間で信号の伝達効率が高まっちゃうんだ。しかもそれが構造の変化としてあらわれてくるんだ。びっくり」という感じですよね。

今度は、自己知覚と関係している面。ここも関係が、変化が出ていました。実は、先ほどご説明した物語としての自己に関係している背内側前頭前野と、瞬間瞬間の自己に関係している島のどちらも厚みが増していたのです。

これは、どちらも厚みが増しているというのは、どういうことだろう。物語としての自己から離れて、瞬間瞬間としての自己を強めていくはずだけれども。その際には、やはり物語としての自己のことをよく見ないといけない。まず、物語としての自己、自分はどういう自己イメージを持っているのだろうということをよく見て、それで、そこから離れて瞬間瞬間としての自己に入っていく。そして、この物語としての自己をつかさどっている背内側前頭前野は、デフォルトモードと実はつながっている部位なのです。そういう関係になっているということがわかります。

島・扁桃体・海馬の変化

それから次は、先ほどの瞬間瞬間としての自己が島、それから物語としての自己が、背内側と関係しているとした研究の続きの結果なのですが、物語の自己と、瞬間瞬間の自己をつかさどる脳部位間の機能的結合が、MBSR（マインドフルネスストレス低減法）参加の有無別に検討されています。

その結果、未経験者では瞬間瞬間としての自己と、物語としての自己の間に、関連が認められたのです。しかしMBSRに参加した人では、この二つの間に関連が認められなかった。これは、つまりどういうことかと言うと、マインドフルネスを経験していない人は、物語としての自己と、瞬間瞬間としての自己が混同されてしまっているのです。分離しないのです。混同されてしまっている。ところがマインドフルネス瞑想を続けていくと、物語としての自己と、瞬間瞬間としての自己が分離して働くようになってきて「あ、今の瞬間はこっちだ」ということがわかるようになってくる。そういう変化が、どうもあらわれているようです。

それからまた別の研究で、八週間のＭＢＳＲでマインドフルネスを練習していくと、扁桃体の厚みが減ることが示されています。あまり激しい情動が出てこなくなるので、働かなくなる分、おそらく減るのかなという感じです。

それからまた別の研究で、逆に今度はトラウマ処理に関わる海馬に対する影響を見たものがあります。海馬は記憶に関係している、トラウマ処理に関わっている非常に重要な部位なのですが、海馬の厚みは増すのです。海馬が太ってくるわけです。海馬が太ってくるのは、うつ病の治療などにとってもポジティブに働くということになるわけです。

「禅的生活の実現」へ

まとめは、マインドフルネス瞑想の実践時には、注意制御の向上、情動調節の向上、自己認識の変容をつかさどる脳部位の機能・働きが変化する。そのことが、反芻や心配といわれる考え込みの減少、感情コントロールの改善、自己注目（自分のことばかりを考えるというのは、うつや不安症にとっては非常に大きな維持要因、症状を悪化させる要因になっていると考えられていますので）、自己注目の低下などを通して、効果を示す基盤になるのだろうということです。

さらに、この瞑想を続けると、注意制御の向上、情動調節の向上、自己認識の変容をつかさどる脳部位の構造、つくりまでが、どうも変化してくるようだと。そして、そのつくりが変化してくれば、先ほどお話しした考え込みの減少、感情コントロールや自己注目に関係する効果が、長期的に持続するようになると思われますが、それが、健常者も含めて、瞬間瞬間の自己にもとづいた「禅的生活の実現」に結びついていくのではないかなというのが、この脳のデータを見て考えられることではないかと思いました。

達磨から白隠へ

禅的マインドフルネスの流れ

玄侑宗久

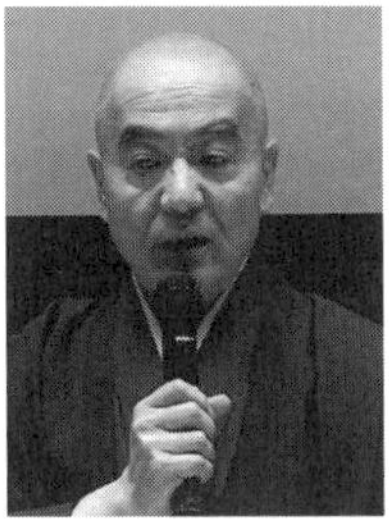

はじめに

こんにちは。前半で貝谷先生の、マインドフルネスが、いかに今、有効に行われているかという話がありまして。熊野先生からは、そのときに脳の中で、どんなことが起こっているのかというお話しがありました。もう十分ではないかと思うのですけれども、「まだやる」というので、少し私も話させていただきます。

別にマインドフルネスの宣伝に、私は来たわけではないのですが、文句を言いに来たわけでもないのです。マインドフルネスのような逆輸入のものが日本人は大好きでありまして。もともと仏教がベースにあってできたものですから、仏教の話である程度は完結できる部分があるわけです。先ほどの脳のお話は、少し難しいですけれども。

それで禅でも、昔から言ってきたことの中に、今のマインドフルネスにあたるものというのは、はっきりありますし。先ほどのヴィパッサナーとサマタというのも、方法論として区別していた禅僧もいるのですね。そういう歴史も含めて、少しお話ししたいと思います。

脳のもう一つの使い方

私は若いときに、坊さんになるのが嫌というか、うちを継ぐのが嫌だという時期がありまして。いろいろな宗教に首を突っ込んで、学んでみたいと思いました。ものみの塔、統一教会、天理教など、あちこちに行ったり、来てもらったり、していたのですが、だんだんだんだん、あらゆる宗教に共通するものというのがあるのではないかと思うようになりました。その結果見えてきたのは、あらゆる宗教が、やはりディアーナというのでしょうか。禅定と訳された言葉ですが、そういう状態を目指しているのではないか。念仏をあげるにしても、お題目を唱えるにしても、坐禅にしても、ヒンズー教でも、キリスト教でも、いわば瞑想をいたします。その方法はいろいろですけれども、全てディアーナという状態に至ることが目指されているのではないか。つまりそれは、脳のもう一つの使い方というのをはっきり意識していたのだろうと思うのです。

我々は「ああでもない、こうでもない」と、ものを考えることに、食べたものの三割以上を費やすそうでありますけれども。脳というのは電気代が高いというか、相当無駄にエネルギーを使っているわけですよね。特に脳のどこが大事なのだろうと考えますと、犬や猫にもあるというのは、やはり脳幹部と辺縁系でありまして。いいところに、みんな陣取っているわけです。

空き地だったところに駅ができますと、急ににぎわい出して人が集まるようになって、ということが起こりますけれども、それが大脳皮質という四ミリの場所で、なかでも前頭前野というのが特化してきまして、そのあたりでいろいろ、それまでの古い脳を支配するというか、上位に立って何かいろいろやっているのではないかと。そこに「私」というものが発生して、無駄なエネルギーを使う一番のもとになっているのではないかという気がするわけです。

宗教が目指したディアーナという状態は、おそらく、その大脳皮質が休息している状態ではないか。「私」というものが、ある程度ほどけてきているのではないか。そういう気がするのです。

ロジカルシンキングが分析智だとすれば、もう一つは瞑想智というふうに私は勝手に呼んでいるのですが。その場合、できれば「瞑想智」の「智」は、「知る」という字の下に「日」を加えて書いています。いわゆる仏教的な、般若と言われるものです。般若というのは、プラジュニャーというサンスクリット。あるいはパンニャーというパーリ語の訳、音写でありますけれども、仏教的な叡智のことです。これは、決してロジカルシンキングのことではなくて、もう一つ別な脳の在り方なんですね。瞑想によって至ることのできる智慧を般若というふうに、あえて訳さずに音写で示したのだと思うのです。

瞬間瞬間に生きることの難しさ

先ほど貝谷先生が、「人間は放っておくと一日に十八万七千の思考」とおっしゃいました。どこのデータかわからないですけれども、私の持っているデータでは、四万五千～五万だったのですが、いつの間にか妄想が更に膨らみまして、そんなに考えるらしいのです。

我々は眠っていても、実はものを考えているわけです。「ああでもない、こうでもない」と考えているわけです。それが、我々の人生に非常に大きく影響するのです。一回でも考えたことというのは、無意識に入ってしまう。無意識というのは非常に素直でありまして、批判力というのはありません。したがって無意識に入り込んだものというのは、そのまま四六時中、実現に向けて知らぬ間に努力している、実現が目指されてしまうのです。「あいつは嫌なやつだな」と思っただけで、あいつがいかに嫌かという方向に、私自身が内部で何か努力しているらしいのです。そういうこともありますから、余計なことは考えないほうがいい。余計なことを考えないといっても、なかなかこれが難しい。大脳皮質が発達してしまったので、これは非常に難しくなってしまいました。

うちに昔、ナムという犬と、タマという猫がいたのです。このナムとタマが、なかなかできたやつでありまして。何よりすごいと思うのは、毎日似たようなえさを出すわけですけれども、「また昨日と同じじゃないか」というような顔は一回もしないわけです。しっぽをくねらせて、あるいはワンワン吠えながら、喜びを示すわけです。「もう三年も変わらないよ」という記憶の蓄積がないかのごとく、その瞬間瞬間に彼らは生きている。特にタマのほうは、目を閉じているのですけれども、しっぽに触れようと指を伸ばすと、ぱたっとしっぽを動かす。「こいつはなんでわかるんだ」というくらい、今に敏感なのです。考えごとをしていたら、それどころではないでしょう。「今晩のおかず何にしようかしら」と考えていたら、何をされてもわからないような瞬間は、あると思いますが、タマはその点すごいのです。ナムは少し素直な分、いろいろ覚え込んでしまうところがあります。何と言いますか、犬にもぼけはあるようですね。まだ、猫はあまりぼけないみたいですけれども。そのくらいの差はあるものの、我々の目標はタマないしナムかなというところで、私の禅的生活が始まるわけです。

意識から無意識へ

先ほど、一度でも思ったことは無意識に入り込んで、それが影響を与えるということを申しました。無意識というものを意識よりも重視するという考えが、仏教には非常に色濃くあります。おそらく無意識についての思考というのを、インドほど高めた国はないだろうと思います。我々の意識といわれるものが、第六意識というのです。五感が、それぞれが集めてくる情報がありまして、その五感のあとに、意というのは、実は感覚器の名前なのですけれども。意が集めてきたものによって意識というのができると。その意識のさらに奥に第七末那識《まなしき》というもの、そして第八阿頼耶識《あらやしき》というものを想定したのです。

ちなみにユングという方は、この第八阿頼耶識というものをモデルにして、コレクティブ・アンコンシャス——いろいろな訳し方がありますけれども、今はなんと訳すのでしょうか。とりあえず「集合的無意識」と訳されたものを提案したわけです。この膨大な無意識が全てを知っているわけです。人類の叡智も、そこにあるかもしれない。そうであれば、我々にとっては、大脳皮質というのが一番邪魔になるのです。その無意識とつながるのに、大脳皮質、あるいは意識。これは何かに使えるかもしれない。しかし、邪魔になるのは第七末那識。末那識というのは、自分を第一に考えてしまっている無意識なのです。これが非常に邪魔です。

しかし意識というのは、これはなくなりませんし、使うしかない。意識を使って第八阿頼耶識につながる回路を持てないだろうかと考えたのが、インドの人々だろうと思うのです。

その方法として、先ほど両先生がお話しされていました、サマタとヴィパッサナーという方法が考えられたわけです。両方とも瞑想法です。瞑想ということ自体は、インドではバーワナーという言葉で言います。バーワナーの語幹は、「ブー」という「生まれる」という意味の言葉でありまして。「バーワナー」というのは「生まれている、生まれつつある、その現場にいる」ということです。今にいるというのと同じことです。

我々がものを考える大部分は、過去の材料を持ってきて、先のことを考えたり、いろいろもてあそんでいるわけですけれども、たった今というところに戻るわけです。車のナビの現在地というのと一緒です。タマなどは現在地に常にいるわけですね。ナムも大部分はいます。ところが我々は、すぐに「昨日のご飯はどうだった」、「おかずが足りないじゃないか」など、いつと比べているのかわかりませんけれども、そういうろくでもない思考をしてしまう。タマにはない思考なのです。これが非常によろしくない。

サマタとヴィパッサナー

「前後際断」という禅語を、先ほど貝谷先生がおっしゃいましたけれども、その言葉のようにたった今に意識を戻すというのが瞑想でありまして、その方法論として、サマタとヴィパッサナーというのがあるわけです。昔からの仏教用語として、きちんとあります。「サマタ」というのは「止」という文字に訳されました。「ヴィパッサナー」というのは「観音様」の「観」です。お聞きになったことがあると思いますけれども、『天台小止観』あるいは『摩訶止観』。

『天台小止観』というのは、六世紀の後半ですか。隋の時代に活躍した、天台智顗《てんだいちぎ》という方が語ったことをまとめたといわれているものです。禅定に至るための、その階梯・段階を、天台宗というのは階段を上るように示したのです。したがってマインドフルネスによって、どういう段階を経て、どうなっていくのかというのが知りたければ、『天台小止観』をご覧いただくとよくわかります。

禅の場合は「階段じゃなくて、一気にはしごで行けるんじゃないの」というような考え方なのでしょうか。少し別な方法を取ったわけです。これは私の言葉なので、先生方の言葉と少し違うかもしれませんけれども。「今に戻る方法として、サマタとヴィパッサナー」と申しました。

それぞれの瞑想法の特徴

サマタというのは、とにかく何かに意識を集中していくのです。集中していく、その意識の主体＝私がやがて溶けてしまう。そういうあり方が、サマタだろうと思います。そのサマタという方法を積極的に使っているのは、公案を用いる禅です。公案というのは非常に不合理な問題です。先ほど、答えの出ない問題を与えられるとデフォルトモードに入るというお話しがありましたけれども、公案というのは答えが出ないのですよ。「富士山を荒縄で縛って持ってきなさい」など。そんなのどうすればいいのか、いろいろやってみるのですが、どうやったって駄目なのですね。そうやっているうちに、その問題にとにかく集中しているのですね。集中している主体が、いつの間にか何か破裂するような、溶けるようなことが起こりまして、「私が見ているのではない。私が聞いているのではない。しかし音がしているし、見えている」という不思議な事態になるのです。

ただ、このサマタという方法、特に公案を用いる禅の場合は、非常にミラクルなものも見えてしまったりするので危ない。結局追い込んでいくのですね。したがって睡眠不足や、いろいろなことが関係してきて、紫の雲があらわれて天女が乗ってくるなど、いろいろなことが起こるのです。その処理が、なかなか一人では、どうしたらいいかわからないので、指導者がない状態では、あまりやらないほうがいい。

方法論としては、カトリックの瞑想も同じ方法です。カトリックの瞑想は、聖書の中のある一定のフレーズ、章句を念ずるのですね。そして、そこに意識を集中していくというやり方をします。

一方ヴィパッサナーというのは、意識を一点に集中していくやり方ではありません。たぶん熊野先生と少し言い方が違うかとは思うのですが、私の言い方ですと、変化し続けているものに意識を乗せてやるのですね。変化しているものに意識を乗せる。したがって、たとえば呼吸に意識を置くというのもヴィパッサナーですが、呼吸の変化というのは、気づき続けるのが非常に難しいです。気づきますけれども、すぐに慣れてしまう。意識が居ついてしまう。したがって非常に大切になるのは、タッチしても、すぐにリリースするということです。

タッチアンドリリース

もともと仏教的な智慧、般若、この般若を体現しているのが観自在菩薩ですね。『観音経』の中では、観世音菩薩というふうに訳されましたけれども、もともとの言葉は、アヴァローキテーシュヴァラという言葉でありまして、これは解釈のしようで、アヴァ・ローキタ・シュヴァラというふうに解釈したのが鳩摩羅什、そしてアヴァ・ローキタ・イーシュヴァラというふうに解釈したのが玄奘三蔵だったわけです。

いずれにしてもアヴァローキタは共通しているわけですけれども。これは何かというと、英語でいえばaway lookなのです。away lookです。したがって、ものがよくわかるというのはgaze atではない、watchでもないのです。away lookなのです。見なければいけないんですよ。見なければいけないのですが、離れなければいけないのです。見続けると、ろくなことを考えない。そこに「私」が染み出してしまう。たとえば、じっと靴を見た。「あら、靴が汚れてる。靴が汚れてるっていうのはどういうことなのかしら」と、すぐ物語が起動してしまうわけです。そういうのは、「私」の勝手な思いです。だから見続けてはいけないのですね。タッチアンドリリースです。それを繰り返すことによって、物事の本質は、より深く見えてくるというふうに仏教は考えているわけです。

したがって、瞑想のあり方、ヴィパッサナーというのもそれにつながります。意識が居つかないようにするわけです。

理性を働かせないで見る

この辺のことは、何もヴィパッサナーやサマタに聞かなくとも、日本の禅僧が言っています。

少し待ってくださいね。その前に、私なりの瞑想の順番として、これをお渡ししてあると思いますが。これをご覧ください（本扉裏頁）。目から三十センチくらい離した状態でご覧いただくのですが。普通、たとえば指をこうやって目の前に立てますと、指一本に見えますね。理知的な皆さんであれば、一本に見えるわけです。これは、もともと右目が見ている画像と左目が見ている画像は、実はブレているんですが、頭の中で調整して一本にしているわけです。少し頭の力を抜いていただいて、ぼんやり眺めてみてください。そうすると、もともとの二本が見えますよね。右目が見ている画像と左目が見ている画像が両方見えて、しかも、その状態では指の向こう側が透けていますね。ところがこれを再び普通にフォーカスすると、しっかり肉の詰まった指になりますし、意識がはっきりしてきますね。

どちらかというと、この二本見えるほうの目で、お手元の黄色い紙をご覧になってみてください。輪郭のはっきりした黄色い四角に見せているのは、皆さんの理性なのですね。大脳皮質といってもいいですが、その働きが、右目と左目の画像を統合します。先ほどの指が二本見える状態というのは、言語が使えない状態です。理性が働けない。その状態で、その黄色い紙をご覧いただくと、黄色ではない色が出てくるはずなのです。

これは、言語を使って仕事をしている人、たとえば新聞記者とか編集者、あるいは数字を毎日扱っている銀行員などは、非常に見えにくい。頭を緩める習慣がないのでしょうかね。どこの会場でやっても、約一割の方は、そのときは見えません。ですから、しょうがないですよ。しかし大脳皮質を休められる方は、黄色ではない色が見え出してくるのですが。見えました？　しかもその色は動きますね。自分で制御できない形であらわれて、動きます。

…………。

これればかり続けるわけにはいかないので、答えを申し上げますが、何が出てくるかといいますと、蛍光色の紫があらわれるのです。蛍光色です。ものすごい鮮やかな紫色が、黄色の四角のどっちのふちともわからないふちにあらわれて、それが動くのです。自分では制御できません。

これは熊野先生に検証していただかないとわかりませんが。私が聞いたところでは、脳幹部の働きが強まって、大脳皮質が休んでいる状態で、そういうことになるそうです。たとえばこれ、四角形がオレンジ色だと、緑色が出てくるわけです。つまり補色ですね。合わせると黒になる色。実は、そういう色は脳がつくっていますよね。虹の七色というのは空にあるのかといったらば、実は脳がつくってる。別の国の人が見れば、五色に見える国もあるわけです。オランダも五色、たぶんチベットも五色です。日本人には七色に見える。これは、そういうアプリケーションソフトがこっちに入っているからですよね。そういうアプリを休ませると、両方出てきてしまったりするわけです。

達磨の壁《へき》観《かん》婆《ば》羅《ら》門《もん》

達磨さんは壁観婆羅門と呼ばれました。面壁という言葉がよく言われましたけれども。壁に向き合ってずっといるというのでもいいのですが、もともとは壁観婆羅門と言われたらしいという説が、最近は有力です。壁観というのは壁のようになって坐るということですね。壁のようになって見ている。しかし、あの雪舟が描いたような距離で壁に向き合っていると、誰でもこれに近い状態になります。

私は「うすらぼんやり」というふうに言っていますが、理性を緩めて自己というのを溶かしてしまう一番簡単な方法は、視点を一点に持っていかない、二点に分散するということです。あるいは、もっと分散してもいいですが。その状態でこれを見ますと、そういう状態になる。これにしばらく集中していると、澄んでくるのですね。単に紫が見えた状態では、澄んできたとまではなかなか言えないのですが、その状態が続いていくと、澄んでくるのです。

これは先ほど熊野先生が、意識の集中やリラックスなどという、そういう分け方ではないというふうにおっしゃいましたけれども、日本というか、禅のほうで昔から言うのは、意識をどういうふうに働かせるかという意味で「求心」と「放心」というのがあるのですね。求心というのは意識の集中です。これは、どなたでも初心のときは、まずは集中しないと話にならない。何をするにも、瞑想でも意識を集中することから始めるわけです。しかし、集中は実に初心でありまして、しかも我々は、意識が居ついてしまうということが起こるものですから、リリースしなければいけないのですね。どうしても、この放心ということが大事になるわけです。

放心の大事さ

古い文献では、中国の『孟子』の中に「放心を求めよ」という言葉があります。放心を求めよ。放心状態とは、今、あまりいい意味で使いませんよね。しかしそうではなくて、意識がどこかに凝り固まっている、動かないでいるというのが一番よくないわけです。意識を放心させる、拡散させる。もっと言うと、拡散させたまま集中するのです。うすらぼんやりが澄んでいくというのは、そういうことでありまして、意識は拡散したまま集中していくのですね。

孟子の言葉は「放心を求めよ」でしたけれども、それを中国の中峰《ちゅうほう》明本《みょうほん》という方は、「放心を求めよって、ちょっとおかしいんじゃないか」と考えたのか、「放心を具えよ」という表現を使っています。具えるというのは「具体」の「具」という字です。

これは何も孟子などを探さなくとも、実は両方とも沢庵和尚の『不動智神妙録』というものに出てきます。先ほど確か、貝谷先生の資料の中に、一番下に書いてありましたよね、『不動智神妙録』。沢庵禅師が柳生但馬守宗矩に剣の奥義を指南したという本でありますけれども、この中に、放心というのが大事なのだと、求心の後に放心を学ぶのだということが書いてあります。

宮本武蔵も、実は沢庵和尚に剣の指南を受けたとされていますけれども、武蔵が書いた『五輪書』の中にも、瞑想状態、あるいは隙のない心のあり方というのが、こういうふうに書いてあります。「心を真ん中に置きて、心を静かに揺るがせて、その揺るぎの刹那も揺るぎやまぬのように、よくよく吟味すべし」。

『不動智神妙録』、不動智という言葉のタイトルなのですけれども、意識をどこかに居つかせてしまってはいけないですね。心は真ん中に置くのです。これは、日常的には体の真ん中と思ってくださっていいと思います。我々の立ち居振る舞いに関していえば、ものを考えている状態というのは、当然意識は頭にあります。したがって、歩くのには非常に危ないですね。重心がここにあるわけですから、マッチ棒が歩いているみたいな状態になるわけです。我々の体は水が入った袋だと思ってください。皆さん水分たっぷり、昔はあったわけですけれども、だんだん少し乾いてきましたが（笑）。まだそれでも十分、水袋です。それを運ぶとすれば、真ん中で持つしかないでしょう。頭で持つなんていうのは至難の技でありまして、こんな疲れることはない。したがって歩くときも何をするときも、意識は真ん中に置くのです。これが非常に楽です。

しかし、真ん中に置くのですが、細部にも先ほどの気づきが広がるという話と同じように、細部にも置くのです。どこにもかしこにも置くのです。それが広がっていけるということが大切でありまして、心を揺るがせるのですね。どこかに居ついてしまわない。「そうか、タマはそれができているのだ」と思うのですね。しっぽに指を近づけただけでわかるんですよ。何も考えごとはしてないのですね。やはり偉大なタマのあり方を学ぶと、『不動智神妙録』にたどり着くのですね。

不動智というのは、海の真ん中に自分がいると思いなさい、海の真ん中というのは不動です。海の真ん中が不動なのは、波打ち際が常に動いているからです。波打ち際が常に接しているところに対応しているからです。これが同時になされている。動いているから不動でいられる。どうとでも動けるということが、不動ということなのだというのが沢庵和尚のご教示であります。

白隠の瞑想法

私としては、そういう禅の教えが昔からあるわけなので、禅の中に、実はサマタもヴィパッサナーもあるのですよということを申し上げたいわけです。

はっきりとサマタとヴィパッサナーというのを意識していたのだなとわかるのは、白隠さんという方でありまして。この方は江戸時代半ばくらいですかね。一六〇〇年代の末に生まれているわけですから、前半ですね。この白隠さんが、自分でも坐禅をやりすぎて、頭に血がのぼって、のどが渇いたり、寝汗かいたり大変だったわけですけれども。やがて『夜《や》船閑話《せんかんな》』という養生法の本を出すことになります。

この方が試行錯誤の末、いろいろな瞑想法を考えるのですが、一つは軟酥《なんそ》の法と言いまして、軟酥というのはバターです。バターが頭の上に乗っていると想定してください。少しやってみましょうか。目を閉じて。カモの卵くらいのバターが頭上に乗っていると思って下さい。カモの卵って、わからないでしょう。カモの卵は大体ニワトリの卵と同じくらいなのですが、ニワトリはその時代いないのです。カモが一番一般的だったわけですね。ニワトリの卵くらいのバターが脳天に乗っています。体温で、それがじわじわじわじわ溶け出します。脳天から染み込んでいくものがあります。もちろん皮膚を下っていくものもあります。

あっという間に顔のほうに落ちてきました……うるおっていきますね。余計な緊張も解けて……柔らかくなっていきます。首も……肩も……背中のほうにも回ります。骨も広がるような気分です。悪いところに染み込んで……治っていくような……痛いところも……溶けたバターが染み込んでいくと……痛みが抜けていきます。お腹と背中を下って……足のほうまで下りてきました。腰もかすかに痛んでいたのが、バターの中に痛みが溶け出してしまいます……。

そういうふうに、自分で想像するのです。これは、完全にヴィパッサナーですね。変化し続ける、その様子に意識を乗せるということであります。

こういう瞑想は、禅宗の普通のプログラムにはありません。しかし白隠さんがそれを考え出したというのは、明らかに瞑想法として、「止」と「観」というものがあるのだということを意識していたのだと思います。公案を用いるのは、もちろん「止」のほうですから。

「止」と「観」の中間の瞑想法

実は「止」と「観」の中間の瞑想法を皆さんにご紹介しようと思って、もう一枚の紙をお渡ししてあるのです。これは内観の秘法といいまして、『夜船閑話』の中では、白川に住んでいる二〇〇歳以上の仙人、白幽子という人に教わったと言っています。白隠さんは、物語も書いた方ですから、フィクションじゃないかとも思うのですが、先ほど熊野先生が瞬間瞬間の脳と物語の自己という、「瞬間瞬間の自己と脳の構造が違うのだ」とおっしゃいましたけれども、私、小説も書いて坐禅もしているのですが、どうなっているのかなというのを少しお聞きしたいと思っていました。白隠さんも実は、物語をいろいろ書いています。しかし、この禅定に至る方法というのも、盛んにいろいろ考えているわけです。

原文は右側にあるほうです。少し難しいですが読んでみます。「吾が此の臍輪《ぜいりん》以下丹田気海《たんでんきかい》及び腰脚《ようきゃく》足心《そくしん》、總《そう》に是れ趙州《じょうしゅう》の無字、無字何の道理か在る」。少しこれは想像しにくいと思いますので、私が勝手に現代語訳したものが左のほうにあります。

臍下というのは一応覚えてください。人間の体の中心部です。へそ下三寸と昔から言いますけれども、三寸あたり下のところを指でぷっと押すと、そこだけふっとへこむのです。「あら、どこもかしこもへこむわ」という方もいるかもしれませんけれども（笑）。そのあたりに、体の中心があるのです。その一点に意識を置くのが置きやすいですね。しかし、ここ一点に滞らせずに、そこからゆるがしていくわけです。丹田。丹田というのは、臍下よりもっとエリアが広くなります。そして、腰、足、土踏まず。足心というのは土踏まずです。そこが「いのち」の根源である。「いのち」とは一体なんだろう。

私がこれを読みますから、皆さん、この言葉通りに想ってもらえますか。要するに、私が申し上げたいのは、これがサマタとヴィパッサナーの中間型だということです。実は、この言葉を暗記するわけです。暗記して、その言葉を念じるというのはサマタ的な方法です。ところが意識は「腰、脚」と言われるたびに、そこへ動いてきます。したがって実際は、ヴィパッサナー的な瞑想になっていくのです。目を閉じて、私の言う通りにイメージしてみてください。

私の臍下、丹田、腰、脚、そして土踏まず、そこが「いのち」の根源である。
「いのち」とは一体なんだろう？

私の臍下、丹田、腰、脚、そして土踏まず、それこそ私の心髄である。
心髄って一体なんだろう？
私の臍下、丹田、腰、脚、そして土踏まず、それが私の安寧である。
どんなふうに安寧なのだろう？
私の臍下、丹田、腰、脚、そして土踏まず、そこが光りつづけている。
どうして、そんなに光りつづけているのだろう。
私の臍下、丹田、腰、脚、そして土踏まず、そこが私の故郷である。
故郷はどうして、こんなに懐かしいのだろう？

ありがとうございました。

意識をいろいろなところに動かす

言葉は、なんでもいいのです。よくわからない言葉のほうがいいかもしれません。要するに印象が、「腰、脚、そして土踏まず」しか残らないのです。そこに意識が行くのです。そこが故郷か何か知らないけれどもあまり悩まないでください。ただ、そこに意識が行くし、意識が次々動いていくわけです。それが大事なのです。そうすることで、下半身に意識が充実してくるわけです。

考えてみれば、この荒れた土地に駅ができたような、この大脳皮質に「私」が住んだわけですけれども。そこが、どうも意識というものをつかさどっていて、非常に偉そうだ。タマにもナムにもないものが、はっきりあるわけですね。人間は、どうせならこれを使いたいわけです。意識を使って、無意識に入り込む。そして、体をもっと活性化させる。そのためには、意識をいろいろなところに動かすという方法を身につけたい。それがある種、瞑想の大きな意味ではないかと思うのです。

我々は特に、内臓がどこにあるかということを知っているわけです。幸い学校で習いましたので、すい臓、胆のう、十二指腸など、大体わかるではないですか。たまに肝臓のことや、すい臓のことを想いますか？　想ってあげないと申し訳ないですよね。無言で毎日あなたのために働いているわけでしょう。肝臓などは特に。心臓もそうですよね。休みがないのです。たまに心臓を休ませてあげたいと思いますけれども、それは無理です。肝臓も夜中も働いています。

夜中まで働いている従業員に対して、社長が時々「あ、よくやってるね」という一言でいいのですよ。のぞいて「よくやってるね」という一言でいいから声をかける。それでストライキも起こらないし、うまく働いてくれるということになるわけですから。やはり、意識をあちこちに向けてやるというのは、非常に大切だと思うのです。長いこと坐禅をやると、そんなことも考えてしまうのです。今度はどこに意識を持っていこうかなって、そう思うのです。

おわりに

漢方の考え方ですけれども、意識を向けたところに気血が集まります。気も血液も集まりますから、そこがぽーっと温まるのは確かです。したがって冬場、寒いときの意識の持っていき方や、眠いときは意識を眉間に置いて呼吸しますよね。眉間から息が出ていくというふうに想うと、あっという間に眠気がなくなります。逆に興奮しているときは、吸った息が臍下から出ていくというふうに想うと落ち着きます。意識は使いようで、いろいろ体を変化させるのです。せっかくナムやタマにはないものを我々は持っているのですから、それを使って体を活性化させて、元気に行こうではありませんか。大体終わりっぽくなりましたね。こんなところでよろしいでしょうか。ご清聴ありがとうございました。

鼎談

マインドフルネス

貝谷久宣
熊野宏昭
玄侑宗久

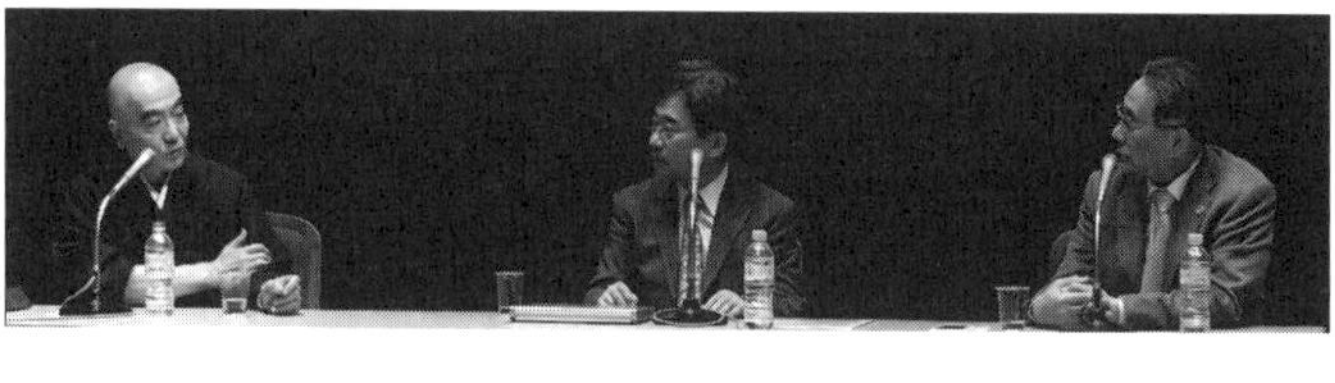

不安をなくすこと

貝谷　—では、今から鼎談を始めたいと思います。私は司会というのか、今日の言い出しっぺですので、私から話をさせていただきます。

今日は、もともと我々の「不安の医学　都民講演会」というのでございまして。したがって、やはり不安を、まず話題にしようかと思いますが、よろしいですか。最終的にはマインドフルネスに達するということで話を進めたいと思いますので、どうぞよろしくお願いいたします。

初めに玄侑宗久和尚、不安について、禅のほうから何かお話しをいただけたらと思いますが、いかがでしょうか。

玄侑　達磨さんという方が、禅の開祖というふうに言われていますけれども、インドから中国に入りまして、なかなか有望な弟子ができないでおりました。達磨さんは、嵩山という道教系の山に入りまして、一人坐禅していたといわれるのですが、そこに、とうとう神光《じんこう》という人が——「神の光」と書くのですが、よほど優秀な人だったのでしょうね——雪の降る日に「弟子にしてほしい」といって来ました。その「弟子にしてほしい」という志を示すために、左腕を右腕で切って、それを持って来るんですね。慧可断臂《えかだんぴ》と言います。「神光」という名前が、弟子になって改まって「慧可」という名前になるのですけれども——この神光が、雪の日に達磨のところに来て、「私は不安で不安で仕方がないのです」と訴えました。「この不安をなんとかしていただきたい」というふうに語りかけたのです。「そんなに不安なら、その不安な心を、ここにちょっと出してみてよ」と達磨さんがおっしゃった。「あ、ちょっと今はないもんですから出せません」と。「じゃあ、もう不安なくなったじゃないの。汝を安心し終われり」と達磨さんがおっしゃった。「あ、そうか」と気づいた神光が、弟子に入った。このエピソードは「達磨安心《あんじん》」と呼ばれています。

その不安を一言で解消されたというのが、達磨から二世になる弟子ができたきっかけだったのです。したがって禅宗の始まりにとっても、この「不安をなくす」というのは大きなテーマだったのだと思うのです。

貝谷　ありがとうございます。精神医学では、不安というのは対象のない恐怖なのですが、しかしなんらか、ぼんやりとした対象があるはずなのです。その慧可の不安というものは、一体生きる不安なのか。修行者の道を求める人の不安なのか。なんの不安なのでございましょうか。

玄侑　達磨さんの教えというのは、煎じ詰めると「直指人心《じきしにんしん》　見性《けんしょう》成仏《じょうぶつ》」という言葉になると思うのですが。要するに、「これだ」と直接に人の心を指し示すわけです。「これだ」ということは、今あらわれている心ですよね。今あらわれている心は対象にできるけれども、前にそうだったということや、この間まであったというものは、今それを話してもしょうがない。妄想なわけです。したがって、それは相手にしないという。ですから、対象のないところに向いていた気持ちだというのは明らかで。そのことが、神光は達磨の一言でわかったのではないでしょうか。

貝谷　―わかりました。はい。

玄侑　―今、ここにないものを対象にしてどうするのだ。

貝谷　―まさに、マインドフルネスでございますね。熊野先生、どうでしょうか。

「勘違い」と未来への不安

熊野　―不安症の人は、本当によくクリニックなどにやってくるのですが、一番入る言葉は「勘違い」なのです。「それは勘違いですよ」というふうに言うと、「ああ、勘違いだったんですね、先生」。これは本当によく入って、なぜこんなに入るのだろうと。勘違いという言葉は、今まで聞いたことがなかったかなと思うぐらいなのですけれども。

それも、たぶん今おっしゃったようなところと同じ面があって。本来だったら放っておいてもいい。何もしなくてもいいようなものを、ずっと追いかけ回して、なんとかしよう、なんとかしようとして、こんがらがってしまって、不安の塊になっているというような、そういう方が多いのではないかなというようなことを思いました。今のその達磨さんのお言葉も「ちょっと待って」みたいな、そんな感じではなかったのかなと思うのですけれども。いかがでしょうか。

玄侑　—ただ、今の世の中が、どんどん「未来を想定せよ」と言っている気がするのです。「先のことを考えてないのはアホだ」というメッセージが、どこからでも来ますから。保険会社からも来ますし（笑）。だから考えてしまって、たとえば私は天気予報を見ないので、明日のことを考えて不安になるというのは、あまりないのですけれども、がっかりもしないですよね。天気予報を見なければ、翌朝起きてみて、どうであろうと「ああ、そう」という感じなんです。しかし「晴れるはずだったじゃないか」と思う人もいるわけですよね。未来を想定することを、社会が非常に望んでいるという気がしてしょうがないのです。

貝谷　—精神医学では予期不安と申します。予期不安というのはパニックの方の一番大変な症状です。電車に乗って「もし発作が起こったらどうしよう」など、ありもしないのを一生懸命考える。

「ギャップ萌え」

貝谷　―全く今の話とは次元が違うのですが。私は臨床家として、患者さんの不安をどうしようといったときには、先ほどのデフォルト・モードから、セントラル・エグゼクティブ・モードに、注意集中に変える。何を言うかといいますと、「すぐ手を指圧しなさい」と。何かがぐいっとおさえたら、ぽっと注意はそちらへ行ってしまいますよね。それも、やはり皮膚感覚みたいなものに不安を持っていくということを推奨しています。神門《じんもん》や内関《ないかん》など。労宮《ろうきゅう》というのは、かえって緊張することもありますけれども。少し話が現実的になりすぎました。

玄侑　―いや、禅も基本的にその考え方です。「不安なんです」というのをまともに相手して心をどうこうしようと思うと、話がややこしくなるばかりなので。不安が宿るのには、宿りやすい身体状況があるわけではないですか。それをなくしてしまうという。つまり呼吸でいえば、早い不規則な呼吸をしているから不安なのですよね。不安ならば、逆に呼吸もそうなるし。それを体のほうから裏切ってやると、この不安さんは居心地が悪いのではないですかね。「不安なのに、こんなゆったり呼吸されて、どこにいたらいいの」という感じ（笑）。

熊野　──実際にやってみるというのも、それに近いですよね。あらかじめ考えていて、「いや、こんなのできるわけないわ。早く逃げなきゃ。いや、もう絶対無理無理。無理無理。もう次の駅で降りなきゃ」と、乗り続けていると何か落ち着いてきて。「不安なはずなのに、なんでこんな」みたいな。それはすごく大きな、よくなるきっかけになると思います。だから自分で思っていることと、体に起こっていることが、ずれるというか。このギャップ。「ギャップ萌え」みたいなこともありますけれども。ギャップでよくなる人が多いなというのは、本当に思います。

禅的寝方の方法

玄侑　――不安神経症の方は、大概眠れないでしょう。
貝谷　――眠れない人もいますが、寝すぎる人もいるのです。
玄侑　――いるのですか。
貝谷　――進みますとね。はい。
玄侑　――ああ。
貝谷　――寝て困る。過眠、過食になってしまう。
玄侑　――ああ。寝つけないという人もよくいるので、その人には正しい寝方を教えてあげたいなと思うのですけれどね。
貝谷　――はい。禅的寝方を教えていただけますか。
玄侑　――少し目を閉じていただいて。寝るときは絶対、水平よりも上に視線がいっているのです。
貝谷　――眼球が。
玄侑　――ええ。その目線が水平より上にいった状態で、左右にゆっくり揺らしてあげるのです。首は揺らさなくていいです。目線をゆっくり揺らすのです。これが寝ている模擬状態ですから、あっという間に眠ります。「眠れない」と言っているときは、大体水平よりも四十五度くらい下をにらんだまま、何かを考えているんです。したがって、この眠れない身体状況を奪ってしまうというのは一番簡単ですけどね。

貝谷 ―熊野先生も、睡眠は五分でとられると前に言われたのですね。インドで修行されて、学生時代に、もう悟りを開かれて。それから東京大学に首席で入学されたとお聞きしておりますが。先生の瞬間睡眠法は、どんな方法なのでしょう。

熊野 ―何か都市伝説がいろいろ出てきましたけれども（笑）。ほとんどうそですので。

一つ、眠れないということに関して言うと、人間科学部に睡眠の専門の先生がいるのですが。その先生によると、眠れないという「不眠症」という病気は、ないのだそうです。実際にデータを取ってみると、みんな、もう寝ている。寝ているのだけれども「寝てない」というふうに主張しているだけ。それはだから、実際に眠れないということで病院に来た人の客観的な睡眠時間を測ると、そういうことを言っていない人との平均の差が、もう一〇分もない。本人は「一時間寝てない」と言っているのだけれども、実際にデータを取ると五分か一〇分で寝ている。したがって、みんなそう。みんな五分か一〇分で寝ている。そこのところが、何か私はきちんと寝ていると思っているだけかなというような、そんな気がします。

貝谷　——ありがとうございます。

よい瞑想のための睡眠時間

貝谷　——宗久和尚にお聞きしたいのですが。坐禅または瞑想に一番いい睡眠時間というのは、ございますでしょうか。もちろん個人差があると思いますし。修行中のお坊さんは、みんな三時間睡眠など、少ないですよね。

玄侑　——はい。

貝谷　―それでも深い瞑想に入ることはできるのでしょうか。

玄侑　―できますね。できますというか、空腹もそうですけれども、あるところを越えると、空腹感はなくなりますよね。眠さというのも、あるところを越えると、眠いと思わなくなる。

貝谷　―かえって覚醒して、よい瞑想ができる可能性もあるのですね。

玄侑　―はい。荘子という人は、やはり「坐忘」という言葉で、自ら瞑想していたらしいなと思うのですけれども。あの人が何段階かに示した修行の階梯で、最後の状態を「朝徹《ちょうてつ》」と書いているのです。「朝《あさ》」という字と「徹する」という字です。あの文字を見たときに「あ、これ、眠気を通り抜けた、あの状態だな」と思いました。澄み切った感じになるんですよね。

貝谷　―私は全く修行僧ではございませんので、十分な睡眠をとらないと、よい瞑想はできないと思っておりまして。ただ、絶対に寝すぎたら駄目ですね。

玄侑　―そうですね。

貝谷　―絶対駄目ですね。寝すぎるのを、禅では悪としているわけですよね。

玄侑　貝原益軒などは「寝すぎると気がよどむ。気がよどむというのは非常によろしくない」ということを言っている。何時間というふうにははっきり書いていないと思うのですが、貝原益軒はとにかく寝させてくれませんね。実際どのくらいがいいのかというのは、自分なりに、今そう思うというのはありますけれども。

しかし道場では睡眠時間を短くして、結局、性欲が芽生えないようにしているんです。やはり睡眠欲と食欲と性欲というのは、その順番で強い。ベーシックな欲求ですよね。睡眠が満たされて食欲が満たされると、性欲が出てくるわけです。ですから睡眠欲が満たされないと、次の食欲が満たされても性欲まで行けない。行ってしまったものを我慢するというのは、相当きついですから。したがって、行かないので大丈夫なのです。ほとんど道場にいる間は感じないというか……。

貝谷　そのようなサイクルになるには、三カ月？　半年？　修行を始めてつらい時間は。

玄侑　いや、最初はそれどころではない緊張の連続ですから、あまりつらいとは思いませんね。気がついてみたら半年ほど経っていたという。

貝谷　――ああ、気がついてみたら。

木魚はなぜ魚なのか

貝谷　――熊野先生は、インドの体験は何かございませんか。

熊野　――インドの体験はいいのですけれど。今の睡眠ということと瞑想状態ということと、これは何か似ているところがある気もするし、違う気もするしということなのですが。たとえばサマタであれヴィパッサナーであれ、瞑想していると睡眠不足が解消するという感覚はあるのですね。

玄侑　――そうです。それはありますね。

熊野　――ということは、どこかがやはり共通しているのではないかというようなことも考えているのですが。しかし、何か対極にあるような気もするし。そこはいかがですか。

玄侑　―昔、日テレだったかな、イギリスに三十年間眠っていないというお婆ちゃんがいて、「そんなことあるか」というので取材クルーがイギリスに渡って、一週間か十日ほど密着したのです。本当に寝ていないかどうかを調べたのですが、確かに寝ていなかったんですね。

ただし、起きている時間のほとんどが、脳波がα波なのです。皆さんは、普通は12ヘルツから40ヘルツのβ波ですよね。それがイギリスのお婆ちゃんの場合、8〜12というα波の時間がほとんどだったわけです。α波で過ごしているということは、やはり瞑想に近いですよね。

貝谷　―軽睡眠期かな。

玄侑　―ええ。

貝谷　―軽睡眠期ですね。

玄侑　―したがって、瞑想をしていることで、睡眠時間が確かに補えるというか、減らせるという側面はあると思うのです。

貝谷　―私は六年前に、信州の頼岳寺に「参禅で弟子になります」といったときに、最初いただいたのが、これぐらいの板の倍ぐらいの長さ。ここがこうなっていて。

玄侑　禅板《ぜんぱん》。

貝谷　それでこうして、「夜もやれ」という意味だと思うのですが。それをいただきました。

玄侑　禅板といいまして、坐ったまま眠るための道具なのです。臘八《ろうはつ》大摂心《おおぜっしん》のときは、道場によって多少違いますけれども、一日一時間四十五分くらいは黙認します。坐ったままであれば、それを使って眠ることを黙認するわけです。「眠るな」というメッセージは、相当仏教は強くて。木魚というのがあるじゃないですか。なぜ魚なのかというと「魚は眠るときも目を閉じない、偉いやつだ」という（笑）。

しかし、よく調べたら、フグだけは眠るときに目を閉じるのですね。全然不安とは関係ない話になってしまいましたね（笑）。

よい瞑想のための坐禅とは？

貝谷　―では、睡眠の次に、その瞑想。坐禅ですが。先ほどの話ですと、四炷《しゅ》をされると。臨済宗では、宗久和尚のところは、坐禅会で四炷されると。

玄侑　―はい。

貝谷　―一炷が二十五分で、休憩を少しずつ入れて、されるのですよね。四炷というのは、何か考えがおありなのでしょうか。一〇〇分ぐらいしないと、やはり、よい瞑想状態に入れない？

玄侑　―いや、坐禅をしながら、合間合間で話も聞きたいという気分がおありのようなのです。それで三回くらいの話をすると、ちょうどなので。

貝谷　―もちろん、お話しというのは、提唱と言われる、そういう難しいお話しですよね。

玄侑　―いや、難しくはないのですけれども。毎回、何かのテーマを決めています。

貝谷　―そうすると、ぜひ参加したいですね。

玄侑　―いえ、いえ、いえ（笑）。

貝谷　―私の行くところでは、坐禅中に道元禅師の言葉を言われたり、何かをしているのですけれども。ほとんど私は覚えていないのですけれども。大体三十分前後のところでしょうか。

私もそれをまねて、うちのマインドフルネスセンターでやるときには、二十分ぐらいしたところで、「悪い友だちはつくるな」など、ブッダの真理の言葉の一説のいいところだけを。ふっと言うのだけれども、ほとんど覚えている人はいないのです。しかし、僕は先ほどの無意識の下に入れ込むといいのではないかなという気がして、そういうことをしております。

玄侑　―やはり、皆さんザルですからね。円覚寺の老師が昔おっしゃったのですよ。「いくら話しても、みんなザルだ。ザルだけども、ザルに水を流し続けていると、そのうち水垢ができるだろう」（笑）。やはり三回話ができるとしたらば、同じテーマで三方向から話すと、少しは水垢ができやすいかなという気はします。やはり一回の坐禅の時間として集中力が保てるのは、二十分くらいが普通だと思うのです。慣れてくると二十五〜三十分くらいは大丈夫かと思いますけれども。あまり長くするのは意味がないと思いますね。

ヨガ・瞑想・シェアリング

貝谷　一私どもの東京マインドフルネスセンターでは、一時間ヨガ、三十分瞑想、そしてそのあと三十分はシェアリングというのをやるのです。マインドフルネスでは、非常にどこもやるのですが、患者さん、出席者に、その日の自分のヨガなり瞑想なりの感じや感想、そしてさらには、最近起こった自分の周辺の出来事を話す方もみえるのです。それは、皆さんのお互いに一緒にいるのだという気持ちを高めて、大変いい結果を生んでいるのです。

玄侑　一それをなんとおっしゃいましたか。

貝谷　―シェアリングです。
玄侑　―シェアリング。ああ。
貝谷　―シェアする。実は今日も何人かが、ここに来ているのだけれども。みんな、いいお友だち。いろいろな年代や、いろいろの職業の方が、いいお友だちになって。そして、本当にいい輪ができているのです。ですから私は「ああ、いいな」と、いつも思っているのです。
　マインドフルネスをやっていると、みんないい人ばかりになってくるのでもう互いに悪口などを言うような仲ではないと。ただ、結構夜に飲み会などをやっているようでしてね。私は知らないのですが（笑）。したがって、いい輪ができているなと。マインドフルネスでいい人の集まりができているなという感じがいたします。
　そこが、坐禅会と少し違うのかな。西洋的なところというのか。むしろ、老師がお話しをされるのではなくて、出席者みんなが順番に。対人恐怖の人など、それが嫌で途中で抜けていく人もいるのですけれども。しかし、だんだんそれに入って、それで対人恐怖症も慣れていく、治っていくという感じもあります。

熊野先生は、月に二回は講話をしていただいているのですけれども。最近は、どんな講話ですか。

熊野　一何人か来ておられますけれど。私も毎回違う話ができないので、勝手に大体八回で一シリーズにして。それで八回過ぎると、また一に戻ってやっているのですが。「今度は何回目だったかな」というような感じです。

マインドフルネスは「気づく」「気づき」というふうに言っているだけあるな、というふうにずっと思っていて。繰り返しずっと実践していると、「ああ、こういうことだったんだ」と気づくことが、やはり止まらないのです。それで「あ、これはこういう意味だったんだ」、「こういうふうに実践したらよかったんだ」というのが、とにかく実践を続けていると気づき続けるので。それを題材にして、お話しするみたいな、そんな感じでやっています。

変化していくものに意識を乗せる

熊野　―それで、私は先ほどの宗久先生のヴィパッサナーの説明のところが、とても印象的で。変化していくものに、その意識を乗せていくということですよね。

玄侑　―ええ。

熊野　―それが、今のどんどん新しいことに気づいていくというところにもつながっているような気がしますし。先ほどの、不安で、ここにない、もっと先のことを考えるというものとも、何かつながっているような気もして。むしろ、ここにないものを考えて、今に引き寄せて「こうなるんじゃないか、ああなるんじゃないか」と考えるのも、やはり変化を予測しているわけなのですけれども。それと、その変化しているものに意識を乗せていくというのは、どう違うのか。今がずっと連続していくわけですから、今が変化していくところに乗り続けているというような考え方でいいのか……。

玄侑　―変化し続けているものを、変化し続けていると認識するのは、相当難しいですよね。すぐに居ついてしまう。したがって意図的にリリースしないと、居つきやすいと思いますよ。

私がよく申し上げているのは、ある長いものを丸暗記して、たとえばお経を唱えるじゃないですか。あのとき、「お経を唱えてるときに意識はどうなっているでしょうか」と聞くと、案外わかりにくいみたいなのですけれども、唇から出る瞬間に、その言葉を意識していますよね。しかし、出たらすぐに忘れないと次の言葉が出てこないでしょう。出たあとも、ずっと「あの言葉の意味は」などと思っていたら、次を間違うでしょう。じつは次々に意識を置き換えていっているわけです。したがって長いものを暗記して唱えるというのは、完全にヴィパッサナーです。

しかし、呼吸でそれをやろうと思うと、ずっと動き続けているとは思いにくいので、私は喫水線呼吸法と言っているのですが。吸ったら喫水線は、この上に来る。それが吐くにつれて、だんだんだんだん降りてくるというふうに、ビジュアルに置き換えてやることを勧めています。そうすると、はっきりと「ここまで降りてきた。ここまで降りてきた」というふうに、ヴィパッサナー的にできる。
そうではなくて、変化し続けているという概念になってしまうと、実際には変化していないですよね。

熊野　――そうすると、その変化しているものをタッチアンドリリースで、ずっとやっていこうとしていると、その先の、ここにないものを心配しているような暇がないというか、そんなことをやっていられなくなるというか、そういうことでよろしいでしょうか。

玄侑　――ええ。ないものをイメージするというのは、結局過去のものをアレンジしているわけですよね、未来とみなして。それは、したがって即刻やめないといけないですよね。

熊野　――そうではないと、難しいタッチアンドリリースなどはできないということですよね。

玄侑　――ええ。

熊野　――ああ、なるほど。とても満足しました（笑）。

坐禅の呼吸について

貝谷　瞑想の坐禅の呼吸に関しての、そのほかに何か注意というか、いい呼吸のお話はございませんでしょうか。

玄侑　呼吸は几帳面な人ほど、規則的にしなければいけないという強迫観念をもってしまうことが多いですが、たまに乱れてもいいんですよ。それが、とてもいけないことのように思えてしまう人もいるみたいですよね。

貝谷　私が坐禅を始めた頃は、長く息を吐かなければいけないということで、時計を前に置いて。今から考えると「当時のほうがいい坐禅ができたのかしら」と思うことがあるのですよね。

玄侑　無意識のほうが、相当いいでしょうね。導入のときに、たとえば一分間に何回くらいという目安をもつのはいいかもしれません。現在、何回しているかも知らない人が多いですが、大体長めの人でも、一分間に十二回はしているわけですよね。十三〜十五くらいの方が多いと思います。それをやはり「四回ぐらいを心がけましょうね」と最初に言ってみると、全く違う世界に行くのだなという感じはあると思いますね。

ただ、やはり数息観《すそくかん》というのは、私はよくないと思います。数を数えるというのは、数字を数える脳が、まだ生きているということですから。概念が芽生えやすいというか。

貝谷　―「初心者は数息観で、まずやりなさい」と言っておりますが、要は逆で。あるところから数息観といいますが、二十五分ぐらいしたときに、少しだれるときに数息観を入れるという。

玄侑　―ええ。あるいは、導入としては、いいかもしれませんけれども。

貝谷　―導入としてはですね。

玄侑　―だんだん、数えるのがばかばかしくなるはずですから（笑）。

貝谷　―臨済宗の在家から僧になった方、名前を忘れてしまいましたけれども。「結局は呼吸だ」ということで、一文を書かれている方がいましたけれども。最終的には「一分に一回、または二分に一回ぐらいである」というような文章を読んだことがあります。

玄侑　—二分に一回ですか。

貝谷　—はい（笑）。

玄侑　—すごいな。

貝谷　—確かに、息をすることを体が必要としなくなる状態は来るように思うのです。だんだんゆっくりゆっくりに、自分の意思ではなくて。そういう状態は、やはり必要なのかなと。

玄侑　—私は、ふっと意識したときに、一回に四十五秒くらいまではいきますけれど。しかし、二分というのはすごいですね。

貝谷　—すごいですよね。先ほどの天台止観ですか。風・喘・気。

玄侑　—風・喘・気・息ですね。

貝谷　—息のときは、もう本当に細い、綿々とした、という状態ですよね。

玄侑　—それと、やはり息をしているという意識がないという。

貝谷　—ない。したがって、そのときには、僕は一分に一回ぐらいになっているのではないだろうかなと想像するのですがね。

自然であることを目指す

貝谷　─では先生、新しい話題をどうぞ。

熊野　─今の話も、そうなのですけれど。そういうふうにして、結局何を目指しているのだろうというところなのですが。そこは、いかがでしょうか。たとえば禅の中で、呼吸をそうやってゆっくりにしていくこと。それは何につながっていくのかという。

玄侑　─学問的には、当然そう考えるでしょうね。しかし、ただそうしているのです。

熊野　─(笑)

貝谷　─私は今の話から、私はマインドフルネスを医療に応用しているけれども、この線上に、向こうに、やはり禅をやる人、修行者の求める禅定なり、悟りなりというものを、同じ線上にあるのかどうかなと、時々疑問に思い、考えるのです。今日のマインドフルネスの話を聞かれて、宗久和尚は、どのようにお考えになられますか。全く違う場面で、我々はマインドフルネスをやっていると。

玄侑　――仏教を初めて知ったドイツ人たちが「これは生理学じゃないか」と言った意味合いもよくわかりますし、非常にヘルシーだし、まとまった思想体系だと思うのですが、何を目指しているのかというと、やはり、特に日本仏教の場合は「自然でありたい」ということかと思います。何が自然なのかというのは、常にテーマになり得るというか、解決するときがないのでしょう。浄土教も禅もそうですけれど。禅は、龍という形で自然をあらわしました。「阿弥陀さんとは自然のことだ」と親鸞聖人は言っています。だからその自然というものを目指しているのだろうなと思います。

自然は、いいも悪いもないわけで、今のマインドフルネスやヨガなどのいろいろなことが、「長生き」などという欲望に集約されていくのが、何か少し残念だなという気がします。しかし自然と、結果として長生きというものはついてくるだろうとは思っていますけれど、目標にするというのは品がないではないですか。たまたま結果として得られるというのが、ご利益でいいのではないのでしょうかね。

田園へとつながる道

貝谷　一私は、マインドフルネスでいつも言っているのは、一口に言えば、穏やかな心ですね。ピースフル・マインド。それを常に持つことが、一番人生では幸せだろうと。

最終的には、それが死に対しても穏やかな心で迎えられると。ですから、ある人は「宗教は、すべて死に対してのものだ」と断言した人を、この間の朝の『こころの時代』で見ましたけれども。やはり穏やかな心というのは、我々人間が一番幸せなのではないだろうか。それを求めるのがマインドフルネスで、それの究極は、やはり禅定やそういう心だろうなというふうに思って、私は毎日やっております。

熊野　一やはり現代社会というか、科学というかがあまりにも進みすぎて、あとは言葉が氾濫しすぎて、自然からあまりにも遠くに行ってしまっているというふうに思うのです。それで我々が、このマインドフルネスというのを、たとえば医療現場で実践する、あるいは一般社会に啓発していくという、その一つの意味は、自然には生きられないけれど、この、あまりにもごちゃごちゃしているところも少しきついなと。その間をつなぐ道みたいなものというか、場所みたいなものを指し示して、「あとはご自分でどうぞ」というような、そういう感じがあると思うのですね。

宗久先生が先ほどおっしゃっていた自然というのは、どうしてもこうやって聞きたくなるのですが。実際には、どこの自然ですか？　日本の自然ですか？

玄侑　─仏教は、そういう意味では、山林に出た。山林にこもって苦行を続けることを六年で断念したブッダが、田園に出た。スジャータが乳がゆをくれたということは、近くに牛たちがいたわけですよね。つまり農業や牧畜をやっている地域に来たわけです。都市で生まれたブッダが、山林で苦行をしたけれども、「これは我慢のし合いっこだ。よろしくないね」というので、その中間の田園に来たわけですよね。そこで生まれてきたのが仏教だろうと思うわけです。

だから、自然といっても、自然そのままではないですね。やはり田園だと思います。そういう中間点を、我々は、たぶん目指しているのではないかなという気はします。

熊野　―その自然の中には、人も入っているということですよね。

玄侑　―はい。ええ、ええ。人がいて、コンピューターをやって、スマホをみんなのぞいているというのも新たな自然じゃないですか。その中でどうしようという。不自然も自然のうちですよね。

マインドフルネスは新興宗教？

貝谷　―禅宗のお坊様たちが、たくさん日本国中にお見えになるのですが、マインドフルネスに対する態度や考えは、どのようなのでしょう。

玄侑　―結局、マインドフルネスが隆盛していっている経路として、先生方のように、治療法として取り入れるというのはありますけれども、もう一つ、上座部仏教圏のお坊さんたちが、こちらに来て「とにかく自分の心の安定を図りましょうね」という形で広めていますよね。これは非常にすっきりしているのです。大乗仏教ではないですから、とりあえず自己の安心をつくり上げるためのテクニックとして認知されていますよね。そういう認識のほうが多いと思います。

ですから私は、「そういうマインドフルネスというのは、もともと我々の仏教の中にあるでしょう」ということが言いたいわけで。しかし、「同じことを言っているでしょう」というのは、なかなかすぐにはわかりにくいと思うのです。「なんかマインドフルネスというのが、はやってきてるけどどうする」みたいな。若い坊さんたちとすれば「知っとかないとまずいんじゃないの」という思いもありながら、新興宗教に手を出すみたいな気分も、少しあるのではないでしょうか。

貝谷　—新興宗教ですか?

玄侑　—ええ。

貝谷　—それは困りました(笑)。熊野先生、マインドフルネスの未来も一時的な流行で終わるのでしょうか。いかがでしょう。

熊野　—それに関しては、私はあまりそういうふうに思っていなくて。もうずいぶん前から「マインドフルネス」と言い始めて、日本でも二〇〇五年ぐらいから、ずいぶんはやり始めて。「はやり始めたら廃れるな」というふうに思っていたのですが、今のところ廃れないのですね。今のところ廃れなくて、どんどん人口も増えていて、注目度も上がっている。これはやはり、たぶんそのマインドフルネスの中にある、それこそ仏教にルーツを持っているような部分があるからこそではないかなという気がしているのです。

それで、先ほどの禅宗のお坊さんが、どんなふうに考えているかということも、以前は全く関心を持っていないというような感じだったのですが。ずいぶん関心を持っている方が増えてきて、しかも、非常に真剣な関心を持っている方が増えているなと。「どういうことなの」というふうに、きちんと知りたいというか。すごく拒絶的な方ももちろんいらっしゃるのは、感じてはいるのですが。そういうふうになって、何かいろいろなところが、それぞれつながってくるというか。マインドフルネスの中でも、宗教色を排してみたいなことを、どうしてもマスコミなどは言いたがるのですけれども。

玄侑　──そうなのです。ただ「お葬式」と言わずに「告別式」と呼ばれたような、嫌な感じはありますよね（笑）。「葬儀並びに告別式」などと言いますが、「並びに」と言わなくても、あれは全部葬儀なのですよ。告別式というのは宗教色を抜いた場で、どう言うかというので、行政が考え出した言葉ですよね。

熊野　いつも「ルーツは仏教ですよ」というお話しは、私はしているのですけれども。しかしそこは紹介されない。今度は、それを言いましょうか。それを言ってこないと番組に出ないよとか（笑）。

おわりに

玄侑　ただ、仏教というものも個人のツールになりつつあるのではないですかね。仏教書なども増えているし、いろんな研修会に行く人も増えているし、個人が学びたいという気持ちは、どんどん仏教に対して上がっているように見受けられます。ところが宗派仏教というのですか、あるいは、お寺という組織というものに対する気分というのは、相当解体されてきている。たまたま今は、マインドフルネスが宗派仏教を解体する、一部助けになっているような気はしますよね。宗派に関係ないエッセンスが、ここにあると思えるではないですか。これは少し困ったな。

貝谷　―仏教も変わっていただいて、マインドフルネスも一緒に伸びるというのがいいのではないかな。

玄侑　―そう。どの宗派もマインドフルネスを持っているわけですよね。

貝谷　―そうですね。

玄侑　―でも、その部分で宗派が成り立っているわけじゃないし、それぞれの個性も面白いんですけどね……。

貝谷　―今、いわゆる葬式仏教に対しては、世の中の風が、やはりかなり強いように思います。そういう点では、やはり旧来の仏教も変わって、そして一緒にやっていただくのがいいのだと思います。僕は、もともと仏教というのは、日本の精神療法を、お坊さんがやってきたのだと思うのですよね。

玄侑　―ええ。それはそうなんですが……。

貝谷　―第5回認知療法学会の会長をやらせていただいたときに、日本の認知療法のもとは、仏教のお説教だというふうに思って、もともとそこでシンポジウムをやったのが、この先生方と一緒になって、最終的には『マインドフルネス・瞑想・坐禅の脳科学と精神療法』という本ができたのでしたよね。

熊野　―そうです。

貝谷　―したがって、そういう点で、やはり僕は仏教というのは大切だと思うし、我々の、ある意味の心のふるさとだと思っておりますので。そういう点では、マインドフルネスをやりながら、僕は仏教の勉強をしたらいいのではないかなというふうに思っております。

玄侑　―ありがとうございます。お寺のほうも、どうぞ宜しく。

貝谷　―では、このあたりで、もう仲よしということで、今日の鼎談を終わりたいと思います。ご清聴どうもありがとうございました。

玄侑　―ありがとうございました。

呼吸のはなし

貝谷久宣

息の意味

息という漢字を分解すると、自分の心である。岩波古語辞典（一九八一）で「息」を引くと、「息と生キと同根とする言語は世界に例が少なくない。例えば、ラテン語spiritusは空気・息・生命、活力、魂、ギリシャ語anemosは空気、息、生命、ヘブライ語ruahは風、息、生命の語源の意。日本の神話でも『息吹（いぶき）のさ霧』によって生まれ出る神々があるのは、息が生命を意味したからである」と示されている。このように呼吸は、「息をする」ことであり、「生きる」ことであり、生命そのものをさすことになる。また、英語で「呼吸」はrespirationである。spiration の原義はラテン語の spiritus——生命、霊、魂、精神を意味し、re は繰り返しを意味するので respiration は常に新しい spiritus を体に入れるといった意味があると考えられる。ドイツ語で「息をする」は atmen である。これはサンスクリット語のアートマンと同語源だという。アートマンはインド思想における精神的・永久的実体。ベーダでは，個や世界における気息・霊魂・生命などとしてとらえられる（松村、二〇〇六）。このようなことから、息をすることは「生きる」ことであり、「意気を上げる」ことにもつながる。

呼吸の生理

筆者たちの心臓と肺は二十四時間つねに自分の意思とは関係なく働いてくれている。まさに御仏の営みである。それは自律神経と体性神経が意識とは関係なしに、その時に置かれた状況において生体の恒常性（ホメオスターシス）を保つように働いているのである。ところが、心臓の鼓動は自分の意思で変えられないが、それとは異なって呼吸は自分の意思により早くしたり遅くしたり、浅くしたり深くしたりすることができる。それは随意神経、すなわち、運動神経も呼吸活動にかかわっているからである。このようにみていくと、呼吸は無意識の領域と自覚の領域を橋渡しする人体で唯一の臓器であるといえる。

さて、もう少し呼吸の神経機構について述べよう。ラジオ体操の時の深呼吸は自分の意思でする随意呼吸である。これは大脳皮質運動野に呼吸筋を作動させる中枢がある。普段無意識にしている呼吸――自律的な呼吸――は、延髄を中心とする脳幹部に呼吸中枢があり、この中枢は体内の炭酸ガス濃度を常に一定にするように呼吸のリズムを司っている。体の中の酸素が少なくなり炭酸ガスが増えると呼吸は早くなるしくみである。これは代謝性呼吸（不随意呼吸）といわれている。このほかに、歌を歌う時や、泣いたり笑ったりする時には大脳皮質運動野からの指令が自分の意思とは無関係に呼吸に関係する筋肉群に送られる。このような呼吸は行動性呼吸（不随意呼吸）といわれている。また、驚いた時やびっくりした時のような感情の大きな変化時には呼吸が早くなる。このような呼吸変化は情動の中枢といわれる主に扁桃体からの刺激で生じる。これに関連して、不安と呼吸数の関係についての研究が行われている。被験者の腕に軽い電気ショック装置を取り付け、二分後にスイッチが入るとの警告で予期不安が高まる時の呼吸数が検査される。予期不安に応じて増加する呼吸数は不安体質の人ほどその増加率は高い。実験的研究では、扁桃体を刺激することにより不安・恐怖を引き起こすとともに呼吸リズムにも大きな変化を生じさせる。このように情動の影響を受ける呼吸を情動性呼吸と言っている（図1、本間、二〇一六）。

この扁桃体性呼吸で重要なことは呼吸数を減らすと不安も低下することである。筆者のクリニックではこの原理を利用して行動療法の一環としてパニック症患者の治療に利用している。呼吸数、脈拍、皮膚電気反応がモニターに表示され、このポリグラフを見ながらフィードバック訓練のできる装置を使う。この治療を受けた患者はパニック発作の消失までの期間が早いことが経験されている。

次に呼吸の成り立ちについて述べよう（小澤他、二〇一一）。吸気は、胸郭を広げて胸郭内を陰圧にして空気を気管に充満させて肺に酸素を送

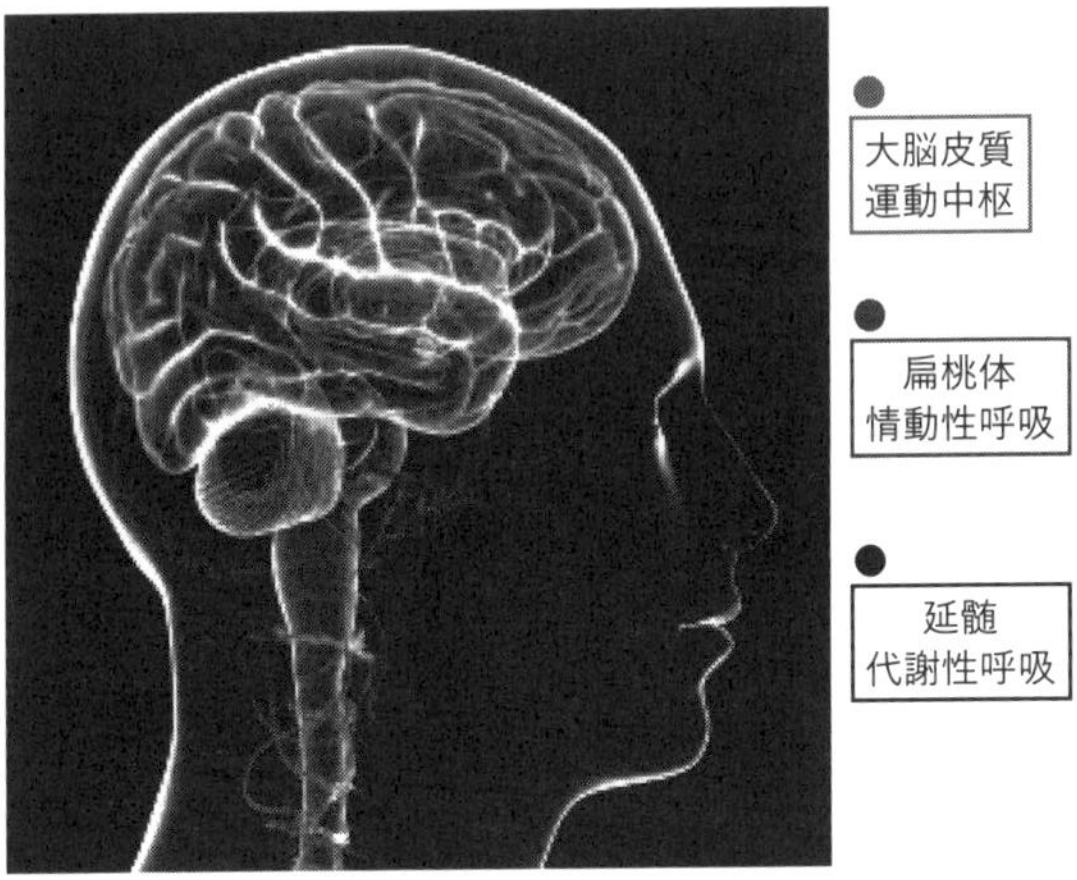

図1　3つの呼吸中枢

る作業である。呼気は、胸郭内を陽圧にして気管から空気を押し出す作業である。この時、主に働くのは横隔膜である。横隔膜は胸腔に向かいドーム状の屋根を持つ、胸腔と腹腔の間を区切る筋肉である。収縮するとドームの天井が下がり、胸腔体積が増加し胸腔内は陰圧になり、気管に空気が入ってくる。すなわち、息を吸う時である。横隔膜の筋肉が収縮しない弛緩状態はドームの天井が上がり、胸郭は狭くなり胸腔内は陽圧となり気管から空気が排出される。すなわち、息を吐きだす時である（図2）。

呼吸と人生

人は生まれてきた時にまず息を吐くのか吸うのか、また死んでいく時はどうなのだろうか。人は生まれてくる時オギャーと言って息を吐き、死ぬ時は「息を引き取って」天国へ行くのか。「呼吸」という言葉自体も吐く方が先で吸う方が後である。では、医学的にはどうであろう。先日、産

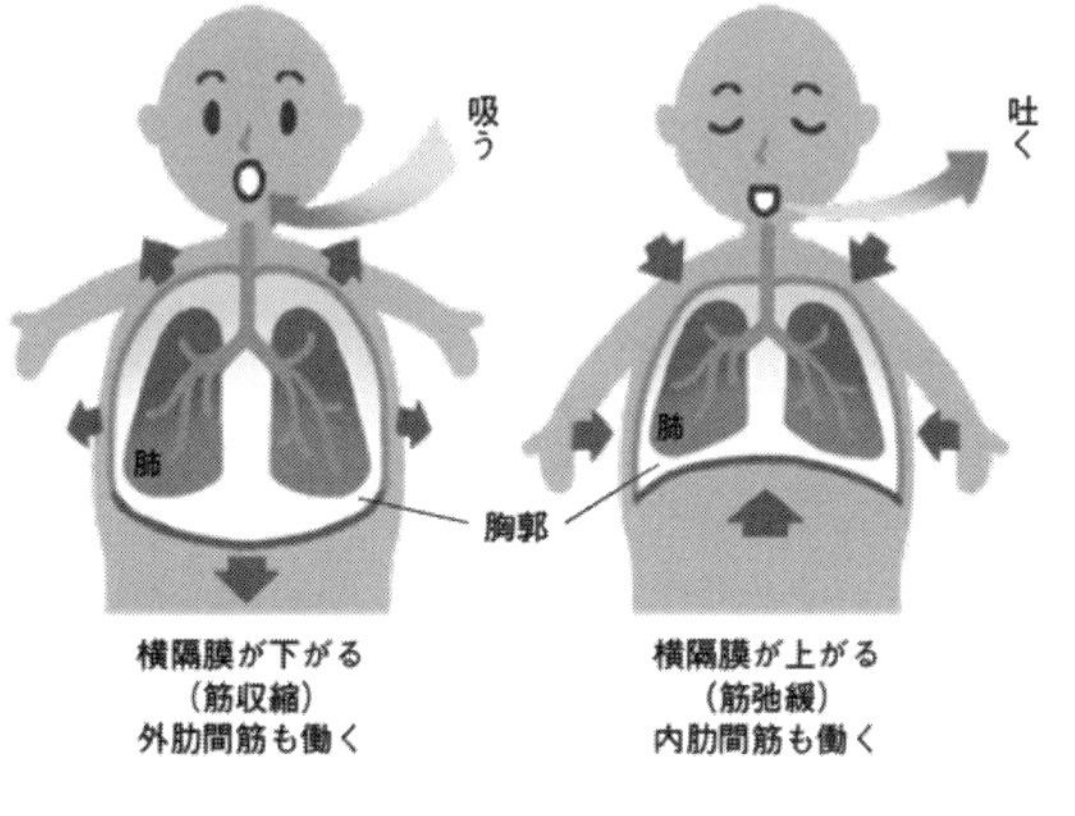

図2　呼吸の仕組

婦人科を開業している同級生のN君に電話をして、赤ちゃんが生まれる瞬間の様子を聞いた。七十歳過ぎても毎月四十人前後の赤ちゃんを取り出しているというN君によれば、赤ちゃんは生まれてくる前は羊水で満たされている子宮内にいたので、大量の羊水を飲み込んでいるという。であるので、胎外に出ると、赤ちゃんはまず羊水を吐き出すという。そして息を吸ってからオギャーと泣くということであった。上記のように息を吸う時は横隔膜を収縮させなければならないので吐くよりも努力を要する動作である。私たちは緊急時にはっと息をのみ、安堵した時は胸をなでおろし、息を吐くのである。赤ちゃんは生まれてすぐまず空気を吸うという努力によって人生を始めるのである。では、死の瞬間はどうであろうか。死が近づいて体力が低下し、横隔膜が収縮力を失うと下顎呼吸となると、もはや深い呼吸は困難となり下顎で喘ぐように呼吸する。懸命に息を吸う状態だ。そして、最期は溜息のような大きな息を吐いて亡くなることが多い。この息を引き取ってくださるのが仏さまだといみじくもある老師が言っていた。すなわち、筋収縮を引き起こさなければならない吸息の努力を懸命に続けた後に呼息状態で終わる。要するに、人生の初めは努力を必要とする吸気で始まり、人生の終わりは安楽な呼気で終わるということのようだ。死は苦しい生（五濁悪世の穢土）から安息の世界（極楽浄土）への入り口だと考えられる。臨済宗中興の祖と言われる白隠禅師は、現代のマインドフルネスと考えられる内観の秘法を白幽子から得て禅病を治したと言い伝えられる。白隠はそれ以後晩年まで実に健康であったが、明和五年十一月七日に主治医古郡という医者が来て脈をとった。「別にお変わりありません」と述べると、白隠は「三日前に人の死を予知できないようでは名医ではないな」と大笑し、その四日後の暁に、眠りから覚め「吽（うん）」と大声で叫ぶなり昇天したという（高山、一九九三）。

武道

筆者は高校時代から大学まで十年近く剣道に勤しんだ。その経験は後年になってもいろいろな面で益になっている。剣道をやっていなかったらひ弱な体質だったろうが、古希を過ぎても何とか大病もなく過ごしてこられた。稽古の前後に必ず行う正座黙想は当時あまり気にもせずやっていたが、今やっている坐禅やマインドフルネスに心を向けてくれた基礎だと考える。高校時代の剣道部夏合宿で先輩Sさんが来て正座黙想の仕方を教えてくれた。それは、「静かに鼻だけで息をしろ、息を出す時は鼻の先に旗をイメージし、その音がパタパタではなく静かにひらめいている状況をイメージして息を吐け」ということであった。剣道の奥義は呼吸法にあることを示唆する稽古方法を聞いたことがある。それは小さいろうそくを鼻先にかかげその炎が揺らめかないように息をする練習である。正眼に構えた二人の剣士は鎬（しのぎ）を削りあいお互いの呼吸を見計らいながら打ち込む隙を探す。隙は相手が息を吸う瞬間である。その刹那に面を打ち込めば相手の機先を制して勝を取ることができる。息を吐きながら面を打つわけだから、勝負は息を吐くか吸うかで決まる。一本を取られないようにするには吐く息は長く、吸う息は短くすることである。そして相手に自分の息使いを悟られないことである。このような細く長い静かな呼吸をしながら相手の心の動きを捉えようとして注意をいたるところに万遍なく払う状態は、沢庵和尚が柳生宗矩に与えた書『不動智神妙録』（池田、一九九〇）で教えた応無《おうむ》所住《しょじゅう》而《じ》生《しょう》其《ご》心《しん》である。応無所住而生其心は、「総ての物に心がとどまらない心」を意味している。例えば、相手が打ってこようが、こちらから打っていこうが、どんなことにでも、ちょっとでも心がとらわれてしまうと、こちらの動きがお留守になって、相手に心を見透かされてしまって、打たれてしまう。応無所住而生其心はマインドフルネスでいわれている「Choiceless Awareness」と同義であると考えられる。

剣道に限らず武道における呼吸は呼気を大切にする。息を吸うのは陰、吐くのは陽である。背筋を伸ばし、丹田に重心を置き、静かに長く息を吐くのが多くの武道の基礎であろう。

香道

武道では静かに長く息を吐くことが肝要と記したが、香道では実はそれとは逆である。香道で香木の香りを聞く時には、香炉を両手で持って、鼻に近づけ、短く息を吐きゆっくり息を吸い香りを十分に見極めるのである。筆者は香道御家流に入門した経験がある。残念ながら、六十歳を過ぎた頃から持ち前の鼻炎と老化により嗅覚が急激に落ちたので香会への参加は遠のいた。嗅覚のような原始感覚を研ぎ澄ますことは生物本来のエネルギーを高め保寿につながると考えられる。組香に興じることは老化予防には最適であろう。それは、組香を嗜むには匂いを覚えなければならないからである。香木のほのかで、かすかな、うたかたの薫りを記憶することは非常に難しいが、香道では薫りを色になぞらえて記憶するよう教えられる。精神医学で言う共感覚を養えということである。嗅覚の最高中枢は大脳皮質梨状葉であり、海馬、扁桃体などとともに大脳辺縁系を形成している。このようなことから嗅覚は記憶や情動と強く結びついており、特定の香りが特定の記憶や感情を引き起こすことがある。近年の脳科学は香りと呼吸の関係を明らかにしている。生体にとって好ましくない香りや、不安や恐怖の記憶を引き起こす香りは、生体の防衛システムを作動させるべき早い呼吸を招く（帯津他、二〇一六）。逆に、馥郁《ふくいく》たる薫りや清らかな薫りは心を穏やかにして、静かな緩徐な呼吸をもたらすであろう。

筋ジストロフィー

筋ジストロフィーという病気は全身の筋肉が徐々に萎縮していくDNA病である。呼吸筋の萎縮が強くなってくると気管切開をしてそこにカニューレを入れ酸素を送り込まなければならない。そうなると寝たきりになり、その患者のQOLは著しく低下する。最近は気管切開をすることなしに鼻マスクを通じて酸素を送り込むという新しい医療がなされるようになった。気管切開を受け二年近く寝たきりであった五十代のある患者は鼻マスクをつけるようになり車いすで活発な移動が可能となり、新しいことに再び取り組むことができるようになって人生が一変した。筆者は鼻腔を通さず気管から直接肺に酸素を送り込むのはヒトの心を無味乾燥状態にするのではと思っている。鼻から息を吸い大気と交わることにヒトの命を活発にさせる作用があるのではないだろうか。鼻粘膜にある嗅神経が受け取った虚空からの刺激は、嗅球、前梨状皮質・扁桃体、視床内側核・無名質、眼窩前頭皮質にまで達する。すなわち、鼻腔からの匂い刺激は生命の基本脳である辺縁系を刺激し、生命をインスパイアーするのであろう。白隠は自分のパニック症を直した内観法で唱える言葉の中で「わがこの気《き》海丹田腰脚《かいたんでんようきゃく》足心《そくしん》、まさに是れ本来の面目《めんもく》、面目なんの鼻孔かある」と鼻孔という言葉を使っている。白隠は鼻腔に何らかの生命的意義を感じていたのかもしれない。

　このように呼吸は我々が生きる原動力であること以上に精神的なそして霊的な意味合いも持っている。瞑想において呼吸が大きな役割を果たしていることに合点がいくのではないだろうか。嗅球は鼻粘膜の匂い刺激を受容する嗅神経細胞からの興奮を中枢神経に伝達する器官である。

交通事故で嗅球の傷害を受けた人は匂いを全く感じることができなくなるだけでなく（無嗅覚症）、感情が平板化するといわれている。呼吸を通じて行われる嗅覚は人間の心に大きな影響を及ぼしていることを示す一例である。

低酸素状態

筆者は還暦を迎える少し前に富士登山に挑戦した。富士山は日本が世界に誇ることができる霊山である。筆者が富士山に登った時の気分は高揚していたことを覚えている。八合目を過ぎた頃より、何か神々しい気持ちになり、富士五湖を眼下に収めながら、「六根清浄」を唱え登った記憶がある。高地の低酸素状態で精神的緊張が高まり宗教的雰囲気が高まるように思われる。昔から行者が高山で修行するのはそのような理由があったのではないだろうか。富士山の頂上では、体内の酸素量は約半分になると言われている。低酸素状態または低酸素から通常の酸素濃度状態に戻ると気持ちが高揚するのではないかと推定される。低酸素状態に対し身体が何らかの危機を感じ脳幹網様体のような意識に関係する脳部位が刺激を受け覚醒状態に入る可能性がある。オリンピック選手は、標高一五〇〇～三五〇〇メートル程度に相当する低酸素環境下でトレーニングを受けることがあるという。体力だけでなく精神力の強化も図れるのだ。低酸素状態で精神的により強くなれる人とそうではなく反対にダウンする人がいるらしい。筆者は、自衛隊中央病院時代にジェット戦闘機の体験飛行をする前に特別な訓練を受けた。二十人前後の訓練生と共に酸素がどんどん薄くなっていく大きな部屋に入れられ、百から逆に数字をボードに書く作業を課せられた。低酸素血症により頭痛が生じたり、意識がもうろうとして数字が書けなくなる人がいた。筆者の隣に座っていた人は突然首をうなだれてしまい作業ができなくなった。別室から観察している教官が酸素マスクをつける指示を拡声器で命じ難なく終わった。筆者は最後のゼロまで数字を書き続けることができた。この時、低酸素に対する耐性は個人差が強いと思った。筆者は喘息にも拘らず、いや喘息で低酸素に慣れているせいか耐性があった。高山に上ると筆者のように精神的に発揚する人間と逆にへばってしまう人がいるようである。

瞑想

呼吸が瞑想と深い関係にあるのは、アーナ・パーナ・サティ・スートラ（入出息念経または大安般守意経）がパーリ仏典経蔵中部に収められた原始仏教の経典にあることからも明らかである。釈迦は生老病死の四苦を自覚され、修行の生活をはじめられた。六年間の苦行の中で息を止める断息の行をし、筆舌に言い尽くせない苦痛を体験されその非に気づかれた。断息の修行に別れを告げ、息をすることの素晴らしさを実感し、アーナ・パーナ・サティ（入息・出息の気づき）呼吸に九十日間専念された。このアーナ・パーナ・サティが釈迦の正覚を成ずる契機となったのである（村木、一九九二）。

瞑想には大きく分けて二つある。止瞑想（集中瞑想）は主に呼吸に注意を集中し続ける瞑想である。この瞑想により心が落ち着き禅定とか三味といわれる状態が得られる。これに対して観瞑想（洞察瞑想）がある。観瞑想では物事の本質を無常・苦・無我の視点から洞察する（如実知見）ことが本質となる（井上他、二〇一二）。この稿の本題は呼吸であるので止瞑想での呼吸の意義を述べる。

あるヴィパッサナー瞑想入門書には次のように記されている（ハート、二〇一六）。

「この瞑想法は呼吸の訓練ではない。……とにかく雑念をはらい、気づきの連続性を断たないようにして、できるだけ長い間呼吸に意識を集中させてゆく。この瞑想がどれほど難しいかは、やってみるとすぐわかる。……雑念に気を取られないように、と思っても、過去の記憶や、将来の計画、願望、不安などが百出する。……そこでもう一度、決意を新たにして瞑想にはいる。だが、すぐまた心は知らないうちにどこかにさまよう」。

この瞑想がさらに上達するとアーナ・パーナ・サティ・スートラに記

されている「身体に関する瞑想法」、「感受に関する瞑想法」、そして「智慧に関する呼吸法」という四項目十六の瞑想法にすすむ（ローゼンバーグ、二〇一五）。

日本で行われている坐禅では、前出の筆者の講演録の中の瞑想実習で述べた如く調身・調息・調心が基本になる。禅宗で行われている坐禅の作法の原点は天台小止観（一〇九二年）にあると考えられるので、この呼吸法について略記する（関口、二〇一一）。

「初めに禅に入る時に息を調うる法とは、息を調うるにおよそ四相あり。一に風《ふう》、二に喘《せん》、三に気《き》、四に息《そく》なり。前の三を不調の相となし、後の一を調える相となす。いかなるをか風の相となすや。坐の時、すなわち鼻中の息に出入に声あるを覚ゆるなり。いかなるか喘の相なりや。坐の時、息に声なしといえども、しかも出入が結滞して通ぜざるは、これ喘の相なり。いかなるか気の相なりや。坐の時、また声なくまた結滞せずといえども、しかも出入の細ならざるを、これを気の相と名づく。息の相とは、声あらず結せず麤《そ》ならず、出入綿々として存するがごとく亡きがごとく、身を資《たす》けて安穏に、情に悦予《えっちょ》を抱く。これを息の相となす。風を守ればすなわち散じ、喘を守ればすなわち結し、気を守ればすなわち労し、息を守ればすなわち定まる。またつぎに坐の時、風気等の三相あらばこれを不調と名づけ、しかも心を用うる者にはまた患となる。心もまた定まり難し。もし、これを調えんと欲せば、まさに三法に依るべし。一には、下に著けて心を安んぜよ。二には、身体を寛放せよ。三には、気が毛孔にあまねくして出入し通洞して障礙する所なしと想え。もし、その心を細にすれば、息をして微々然たらしむ。息が調えば、すなわち衆患は生ぜず、その心は定まり易し」。

下線の部に説明を加えよう。もし、呼吸を整えようとするならば、まず、気持ちを丹田に持っていき、体をゆったりとさせる。そして、全身の毛穴を通じて呼吸をするイメージを持つことである。意識を繊細にすれば、呼吸はしているかしていないかわからないほど微細になる。

天台小止観より後世になり、坐禅について紹介している道元禅師の普勧坐禅儀（一二二七年）では、「鼻息微かに通じ」と一言記されているだけである（原田、二〇〇五）。その後、道元禅師は永平大清規のなかの辨道法には「鼻息は通ずるに任せ、喘がず、声せず、長ならず、短ならず、緩ならず、急ならず」と記している。瑩山禅師（一二六八年？〜一三二五年）の坐禅用心記には次のように書かれている（東、二〇〇七）。

「調息の法は、暫く口を開張《ひらい》て、長息なれば即ち長に任せ、短息なれば即ち短にまかせ、漸漸に之を調え稍稍として、之に随って覚《かく》触《そく》し来る時、自然《じねん》に調適す。而して後、鼻息或は通ずるに任せて通ずべし」。

永平寺七十八世宮崎奕保禅師の坐禅に関する言葉を「NHKスペシャル　永平寺一〇四歳の禅師」から抜粋する。

「その時その時一息一息しかない。……息と一つになる。欲が出るスキがない〟、〝息を整えて時間と空間を一つにしたもの、それが坐禅です。道元禅師は『正法眼蔵 有時の巻』に『存在するすべてのものは皆時間である』と説いておられます。その時間と空間とを一つにしたところに坐っているのが坐禅なのです」。

曹洞宗の鈴木包一師は坐禅の呼吸を次のように言っている。

「呼吸は自然に向こうから吹いてくる風でドアが開いたり閉まったりするようなもので、それは自分の意思のものじゃない。でも、自分がそういう呼吸をしているということだけは、わかっている。いってみればそれを観ている」（鈴木、二〇一七）。

上座部仏教では、呼吸に気付くとか呼吸に意識を置くといった表現がなされるが、日本の禅宗、曹洞宗では「この息は短いと知る」や「鼻息は通ずるに任せ」という言葉を使い、少しニュアンスが異なっている。しかし禅宗では実際には指導者によりさまざまである。「数息感や随息感を言う人は坐禅を知らない人」だという師家もいる（井上、二〇一七）。反対に、「結局、呼吸だ」という臨済宗の老師もいる（辻、二〇〇三）。禅では調身、調息、調心と言って、身を調えればおのずから息も調うとし、呼吸への人為的関与、またはコントロールは行わないとするが、一方随意的に呼吸のコントロールを指導をする曹洞宗の僧もいる。呼吸を観察するといっているが、筆者は観察することは関与することであり、結果的にコントロールをすることになると考える。観察は干渉なりということは、心理学レベルだけではなく、量子力学レベルでも言われていることである（佐々木、二〇〇九）。実際、坐禅の心理学的生理学的研究において、坐禅中の呼気延長は意志作用により行われており、修行経験を積むにしたがって意志作用を必要としなくなると報告されている（安藤、一九七八）。

最後に、瞑想時の呼吸変化について生理学的、医学的に考察したい。まず、最近のマインドフルネスの画像研究を紹介しよう（Doll et al., 2016）。呼吸に注意を向けるマインドフルネス瞑想を初心者に二週間訓練を行い、機能性の脳画像検査中に、呼吸に注意を向けた状態とそうではない状態が比較された。この時に嫌悪感の強い画像が示されたり示されなかったりして、合計四種類の状態で機能性画像検査が行われた。その結果、呼吸に注意を集中していると嫌悪感のある刺激に対する反応性は弱く、同時に、前頭前野の左背内側部の活動性が上昇し、扁桃体の活動性は低下した。さらに扁桃体と前頭前野の結合性が上昇した。この研究は呼吸への注意集中マインドフルネスが扁桃体自体の活動性が低下させるだけでなく、前頭前野を活性化し、扁桃体にかけるブレーキを強め、扁桃体活性を二重に抑制することを示している。この結果から、呼吸への注意集中瞑想は心の静穏化作用が強力であることを示している。日本で行われた研究で、十五人の健常者に丹田呼吸を二十分間させると、光トポグラフィーで前頭葉の血流が増加し、開始前と比べて陰性気分が減少した。また、脳波検査ではアルファ波が増加し、その程度に相関して血液中のセロトニンが増加した（Yu et al., 2011）。丹田呼吸への注意集中が血中セロトニン増加をもたらした所見は特記すべきことである。セロトニンは幸福ホルモンともいわれており、抗うつ薬は脳内のセロトニン利用率を高める物質である。

高山に上った時には低酸素状態になって気分が神々しくなると前述し

た。このようなことが坐禅中にも生じている可能性がある。それは、坐禅の生理学的研究で（Sugi and Akutsu, 1964; Sugi and Akutsu, 1968）、坐禅をしている時は酸素消費量が20％前後減少し、基礎代謝量は80〜85％にまで低下すると報告されているからである。これは脳での酸素消費の減少によるものだと推定された。このことは最近のマインドフルネスの脳研究で明らかにされている。すなわち、瞑想中のデフォルト・モード・ネットワーク活性は低下している（Brewer et al., 2011）。瞑想が深まった状態で呼吸数が少なくなれば、当然、脳内の血液中炭酸ガスが増加することが推定される。扁桃体で作られる呼吸リズムは炭酸ガスが増えると呼吸数は減少するという研究もある（本間、二〇一六）。呼吸数が減少すると炭酸ガスが増える。炭酸ガスが増えると呼吸数が減少するという循環ができ、このプロセスは促進される。さらにまた、脳幹部における炭酸ガスの増加はセロトニン産生を担っている神経細胞を活性化し、セロトニンを増加させることも動物実験でわかっている（Severson et al., 2003）。これらの研究によって、瞑想中に呼吸数が減少し脳内セロトニンが増加する可能性も考えられる。

ここに示した実験的研究をまとめると、呼吸に注意を集中すると前頭前野の活性が上昇し、扁桃体の活性は低下し、呼吸数が減少し、セロトニンが増加すると考えられる。

最後に普段行われている瞑想時の呼吸の変化について述べる。瞑想を始めた直後はそれまで体を動かしていたわけだから呼吸は多少とも不規則で粗い呼吸である。不随意性の代謝性呼吸を基本にして行動性呼吸が混じっているであろう（第Ⅰ期）。静座瞑想を続けていくとこの不規則な呼吸は徐々に治まっていき、個人差はあるが遅くとも二十分前後で、自分の意思とはあまり関係なく、呼吸は規則正しく静かになってくる。この時期は行動性呼吸の影響が少なくなり、代謝性呼吸がメインに働いていると考えられる（第Ⅱ期）。ここでは、呼吸を観察しているのであるから、無意識に呼吸をコントロールし、深く長い呼吸（随意性呼吸）が行われている可能性は否定できない。さらに、瞑想が進むと代謝性呼吸をベースにして情動性呼吸が加わると考えられる。呼吸が緩徐になり続け、情動性呼吸中枢の扁桃体の興奮が完全に治まり、ますます気分が安定してくる。この時期の呼吸数は一分間に二〜三回になっている（第Ⅲ期）。

この状態が続くと、もちろん常ではないが運が良いと、いわゆる、康寧、沈潜、静寂、寂静、などと形容されるいわゆる禅定が経験される。また、天台小止観で「情に悦予を抱く」と言われる状態がセロトニン分泌増加で起こることもあり得るだろう。さらに、この瞑想がどんどん進めば、呼吸数はさらに減少し、ついには一分間に一回以下になってしまうようなベテランがいる（辻、二〇〇三）。筆者の師は、一分間に二〜三回の呼吸数が適切であるという。

このように呼吸に注意を集中する瞑想は、前頭前野—扁桃体結合を強化するといった脳機能の変化だけでなく、脳内アミンの神経伝達の変化をも引き起こし、静謐な心を作り出すのであろう。しかし、呼吸に注意を集中する瞑想を超越した瞑想がなお深遠な心的状況を作っていくものと筆者は考える。

●参考文献

安藤末広（一九七八）「坐禅に関する心理生理学的研究」『駒沢社会学研究』一〇、七七–一〇五
東隆眞（二〇〇七）『坐禅用心記に参ずる』大法輪閣
Brewer JA, Worhunsky PD, Gray JR, et al. (2011) Meditation experience is associated with differences in default mode network activity and connectivity. Proc Natl Acad Sci USA. 108: 20254-9.
Doll A et al. (2016) Mindful attention to breath regulates emotions via increased amygdala-prefrontal cortex connectivity. Neuroimage. 134; 305-313.
原田祖岳（二〇〇五）『普勧坐禅儀講話 第四版』大蔵出版
ウィリアム・ハート／日本ヴィパッサナー協会監修（二〇一六）『ゴエンカ氏のヴィパッサナー瞑想入門』春秋社、一〇〇頁
本間生夫（二〇一六）「情動と呼吸」帯津良一・本間生夫編集『情動と呼吸——自律系と呼吸法』朝倉書店
池田論（一九九〇）『沢庵 不動智神妙録』徳間書店、六七–六九頁
井上貫道（二〇一七）「決着がついたら自由になる」『Sangha JAPAN Vol.27』サンガ、八八–九八頁
井上ウィマラ・葛西賢太・加藤博己編（二〇一二）『仏教心理学キーワード事典』「39止観」春秋社、七六頁
前田金五郎・佐竹昭広・大野晋編（一九八一）『岩波古語辞典 第八版』岩波書店、八四頁
松村明編（二〇〇六）『大辞林　第三版』三省堂 (https://www.weblio.jp/content/%E3%82%A2%E3%83%BC%E3%83%88%E3%83%9E%E3%83%B3)

村木弘昌（一九九二）『大安般守意経に学ぶ釈尊の呼吸法』柏樹社
帯津良一・本間生夫編集『情動と呼吸――自律系と呼吸法』朝倉書店、二四–二六頁
小澤瀞司・福田庫一郎総編集（二〇一一）『標準生理学 第七版』「呼吸運動、排気、換気力学」医学書院、六五九–六六三
ラリー・ローゼンバーグ（二〇一五）『実践ヴィパッサナー瞑想――呼吸による癒し』春秋社、一二頁
佐々木閑（二〇〇九）『犀の角たち』大蔵出版、九–六三頁
関口真大（二〇一一）「訳注」『天台小止観 坐禅の作法』岩波文庫、七五–七七頁
Severson CA et al. (2003) Midbrain serotonergic neurons are central pH chemoreceptors. Nat Neurosci. 6; 1139-1140.
Sugi Y and Akutsu K (1964) On the respiration and respiratory change in Zen practice. Japanese Journal of Physiology, 26; 72-73.
Sugi Y and Akutsu K (1968) Studies on respiration and energy-metabolism during sitting in Zazen. Research Journal of Physical Education, 12; 190-206.
鈴木包一（二〇一七）「師として、そして父としての鈴木俊隆」『Sangha JAPAN Vol.27』サンガ、五六頁
高山峻（一九九三）『白隠禅師 夜船閑話』大法輪閣、二一頁
辻雙明（二〇〇三）『呼吸のくふう――日常生活の中の禅』春秋社
Yu X, Fumoto M, Nakatani Y, et al. (2011) Activation of the anterior prefrontal cortex and serotonergic system is associated with improvements in mood and EEG changes induced by Zen meditation practice in novices. Int J Psychophysiol. 80: 103-111.

◆著者略歴

貝谷久宣—かいや ひさのぶ

パニック症研究センター代表・医療法人和楽会理事長。京都府立医科大学客員教授。NPO法人不安・抑うつ臨床研究会代表。一九四三年名古屋市生まれ。一九六八年名古屋市立大学医学部卒業。岐阜大学附属病院にて研修。ミュンヘン・マックスプランク精神医学研究所留学。岐阜大学医学部助教授、自衛隊中央病院神経科部長、岐阜大学客員教授を経て一九九三年開院。第1回日本不安障害学会会長(二〇〇九年)。第4回日本マインドフルネス学会会長。第3回日本認知療法学会会長。

●著書

『社交不安障害』(新興医学出版社、二〇一〇)、『非定型うつ病』(日本評論社、二〇〇八)、『不安・恐怖症のこころ模様』(講談社、二〇〇八)、『マインドフルネス・瞑想・坐禅の脳科学と精神療法』(新興医学出版社、二〇〇七)、『気まぐれうつ病——誤解される非定型うつ病』(筑摩書房、二〇〇七)、『マインドフルネス——基礎と実践』(日本評論社、二〇一六)

熊野宏昭—くまの ひろあき

一九八五年、東京大学医学部卒。

一九九五年、東北大学大学院医学系研究科人間行動学分野 助手。

二〇〇〇年、東京大学大学院医学系研究科ストレス防御・心身医学 助教授・准教授。

二〇〇九年、早稲田大学人間科学学術院 教授、早稲田大学応用脳科学研究所 所長を兼任。

二〇一六年より、早稲田大学人間科学学術院副学術院長・人間総合研究センター所長。


マインドフルネスやアクセプタンスなどの技法を含む「新世代の認知行動療法」について、特に医療場面で短期間で大きな効果を上げることを目指した研究を行っている。臨床面では、綾瀬駅前診療所、赤坂クリニックなどにおいて、不安障害、うつ病、心身症などを対象に、薬物療法や面接治療に加え、心理職とともに、認知・行動療法、アクセプタンス&コミットメント・セラピー(ACT)、マインドフルネスなどの行動医学的技法を用いている。

玄侑宗久——げんゆう そうきゅう

一九五六年福島県三春町生まれ。慶応義塾大学文学部中国文学科卒業。現在は福聚寺住職の傍ら、花園大学仏教学科および新潟薬科大学応用生命科学部の客員教授、福島県警通訳、福島県立医科大学経営審議委員、「たまきはる福島基金」理事長、鈴木大拙館アンバサダーなど。二〇〇一年、『中陰の花』で第百二十五回芥川賞受賞。また二〇〇七年には柳澤桂子氏との往復書簡『般若心経　いのちの対話』で第六十八回文藝春秋読者賞、二〇〇九年、妙心寺派宗門文化章受賞。二〇一二年、仏教伝道協会より第一回沼田奨励賞受賞。二〇一四年には東日本大震災の被災者を描いた短編集『光の山』にて芸術選奨本賞受賞。近著は『風流ここに至れり』（幻戯書房）、『仙厓　無法の禅』（ＰＨＰ研究所）、『ないがままで生きる』（ＳＢ新書）、『やがて死ぬけしき』（サンガ新書）、『荘子』（ＮＨＫブックス）、『竹林精舎』（朝日新聞出版）など。

公式サイトは、http://genyu-sokyu.com

マインドフルネス・レクチャー
禅と臨床科学を通して考える

2018年3月10日　印刷
2018年3月20日　発行

著者――貝谷久宣
熊野宏昭
玄侑宗久

発行者――立石正信
発行所――株式会社　金剛出版
〒112-0005
東京都文京区水道1-5-16
電話　03-3815-6661
振替　00120-6-34848

装丁◉粕谷浩義
印刷・製本◉音羽印刷
ISBN978-4-7724-1612-2 C3011